新体系
看護学
全書

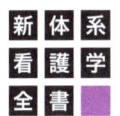

別巻

看護技術の患者への適用

メヂカルフレンド社

◎編集

宮脇 美保子　　慶應義塾大学看護医療学部教授

◎執筆(執筆順)

宮脇 美保子	慶應義塾大学看護医療学部教授	第1章, 第2章④, ⑥
吉武 幸恵	順天堂大学医療看護学部講師	第2章①, ⑦, ⑧
服部 惠子	順天堂大学医療看護学部准教授	第2章②, ⑩, ⑮, ⑯
永野 光子	順天堂大学医療看護学部准教授	第2章③, ⑤, ⑬, ⑭
鈴木 小百合	順天堂大学医療看護学部助教	第2章⑨, ⑪
小元 まき子	順天堂大学医療看護学部講師	第2章⑫, ⑰, ⑱

まえがき

　本書は，基礎看護学の学習を支援するためのものである．すでに，『看護学概論』『看護技術Ⅰ・Ⅱ』『臨床看護学総論』が刊行されているが，それらは主として学内における授業で活用されることを目的として執筆されている．それに対して，本書は学内はもちろんであるが，主として学外の授業，すなわち臨地実習において活用してもらうことを意図している．

　基礎看護学実習では，まず，健康および健康障害をもつ患者を理解することが求められている．そして，健康障害をもち病院で療養生活を送る患者に対して，看護の基本を習得することが期待されている．すなわち，それは学内で学習した看護技術を実際の患者の状態に応じて適用するということである．

　学生は，学内において，人間はどのようなニーズをもっており，どのような状態になるとそのニーズを自分で充足することが困難になるかについて学習する．そして，そのような看護を必要とする対象者に対して，看護師はどのような専門的知識と技術を用いることができるかについて学び，それらの基本的な技術を習得する．

　しかし，学生が患者一人ひとりに関心を寄せ，その人らしさを大切にした援助を行えるようになるためには，実際の患者に対して看護技術を適用する経験が必要不可欠となる．そして，その看護技術は患者の安全・安楽・自立を目指すものでなければならない．その意味において，臨地実習という授業は看護学のカリキュラムのなかで，きわめて重要な科目である．これまでも臨地実習の重要性については認識されていたものの，看護学生にとって，看護技術を学内で学ぶことと臨床で実際の患者に適用することとの間には大きなギャップがあったものと考える．その大きな理由の一つに，学内では実際には援助を必要としていない健康な看護学生，あるいは反応のないシミュレーションモデルで練習していることがある．すなわち，臨床のリアリティが欠如しているのである．

　本書は，こうした現状を踏まえ，学生が臨地実習で実際の患者に対して，学内で学習した看護技術をどのように適用することができるかについて，その方向性を示している．具体的には，事例をとおして患者一人ひとりが抱える問題や苦痛のとらえ方と技術の使い方を提示している．本書は，疾患別の看護ではなく，患者の症状に焦点を当てている．なぜならば，患者が抱える問題は疾患そのものではなく，日常生活を送ることを困難にする苦痛や不都合，不快といった症状であると考えるからである．さらに，学生が提供する看護技術は"患者"一般ではなく，個別性をもった一人の生活者であることを重視するために各事例には「仮名」を用いた．

学生の臨地実習を指導する看護師には，共に自分たちの「後輩を育てる」という観点から厳しくかつ温かい教育的かかわりが求められる．特に，基礎看護学実習においては，学生が臨床現場に関心をもち，看護することは「難しいけれども楽しい」と思えるような学習環境を提供したいものである．

　本書を編集するにあたっては，学内と臨地実習をつなぐ架け橋の役割を本書が果たしてくれることを願い，最善を期した．大方の叱正を乞うものである．

2008年11月

宮脇美保子

目 次

第1章　看護実践における看護技術の適用　1

❶ **看護技術とは** ── 2
A　看護の目的を達成するための看護技術 …… 2
　1．看護技術と看護観　2
　2．看護の行為化と看護観　2
B　安全・安楽・自立を目指す看護技術 … 3
　1．看護技術の習得　3
　2．個別性の理解と自立支援の原則　5

❷ **学内と臨床における学習環境の違い** ── 5
A　技術を提供する対象者の違い ……… 6
B　そのほかの学習環境の違い ……… 6
　1．物理的環境　7
　2．人的環境　8

❸ **臨床における技術適用の留意点** ── 9
A　看護の必要性の判断 ……… 9
　1．情報の種類　9
　2．情報源　10
　3．情報収集の方法　11
B　コミュニケーション ……… 13
C　看護技術を実施する際の原則 …… 14
　1．正確性　14
　2．快適性　14
　3．経済性・効率性　15
　4．審美性　15
D　医療における倫理的配慮 ……… 16
　1．自尊心　16
　2．自己決定の尊重　16
　3．価値観の尊重　17
　4．プライバシーの保護と守秘義務　18
E　臨地実習における学生の留意点 ……… 18
　1．実習の目標，内容，方法を理解する　18
　2．安全を守る　19
　3．学生としての心身の健康を守る　19

第2章　事例をとおして考える症状のある患者への看護　21

❶ **発熱している患者への看護** ── 22
A　発熱についての基本的な知識 ……… 22
B　発熱によって起こりうる問題と留意点 ……… 23
　1．発熱によって起こりうる問題　23
　2．発熱状態にある患者を看護するうえでの留意点　24
C　発熱している患者の事例 ……… 25
　1．患者の紹介　25
　2．患者のとらえ方　25
　3．技術の適用　26
　4．演習課題　35

❷ **倦怠感を訴える患者への看護** ── 36
A　倦怠感についての基本的な知識 ……… 36
B　倦怠感によって起こりうる問題と留意点 ……… 36
　1．倦怠感によって起こりうる問題　36
　2．倦怠感のある患者を看護するうえでの留意点　37
C　倦怠感のある患者の事例 ……… 37

1．患者の紹介　37
　　2．患者のとらえ方　38
　　3．技術の適用　38
　　4．演習課題　44
3　痛みのある患者への看護────45
A　痛みについての基本的な知識　……45
B　痛みによって起こりうる問題と
　　留意点　………………………………45
　　1．痛みによって起こりうる問題　45
　　2．痛みのある患者を看護するうえでの留
　　　意点　46
C　慢性痛の患者の事例　………………46
　　1．患者の紹介　46
　　2．患者のとらえ方　47
　　3．技術の適用　47
　　4．演習課題　52
4　不眠のある患者への看護────53
A　睡眠についての基本的な知識　……53
　　1．睡眠と体内時計　53
　　2．睡眠の種類と不眠　53
B　不眠によって起こりうる問題と
　　留意点　………………………………54
　　1．不眠によって起こりうる問題　54
　　2．不眠のある患者を看護するうえでの留
　　　意点　55
C　不眠のある患者の事例　……………55
　　1．患者の紹介　56
　　2．患者のとらえ方　56
　　3．技術の適用　56
　　4．演習課題　58
5　易感染状態にある患者への看護──59
A　易感染状態についての基本的な知識　…59
B　易感染状態によって起こりうる問題と
　　留意点　………………………………59
　　1．易感染状態によって起こりうる問題
　　　59
　　2．易感染状態にある患者を看護するうえ

　　での留意点　59
C　易感染状態の患者の事例　…………60
　　1．患者の紹介　60
　　2．患者のとらえ方　60
　　3．技術の適用　60
　　4．演習課題　65
6　言語的コミュニケーションが困難な
　　患者への看護────66
A　コミュニケーションについての基本的な
　　知識　…………………………………66
　　1．コミュニケーションの役割　66
　　2．言語的コミュニケーションの障害　67
B　言語的コミュニケーション困難によって
　　起こりうる問題と留意点　……………67
　　1．言語的コミュニケーション困難によっ
　　　て起こりうる問題　67
　　2．言語的コミュニケーションが困難な患
　　　者を看護するうえでの留意点　68
C　言語的コミュニケーションが困難な患者
　　の事例　………………………………68
　　1．患者の紹介　68
　　2．患者のとらえ方　68
　　3．技術の適用　69
　　4．演習課題　72
7　呼吸困難がある患者への看護──73
A　呼吸困難についての基本的な知識　……73
B　呼吸困難によって起こりうる問題と
　　留意点　………………………………74
　　1．呼吸困難によって起こりうる問題　74
　　2．呼吸困難のある患者を看護するうえで
　　　の留意点　74
C　呼吸困難がある患者の事例　………75
　　1．患者の紹介　75
　　2．患者のとらえ方　75
　　3．技術の適用　76
　　4．演習課題　83
8　咳嗽と喀痰が出る患者への看護──84

A 咳嗽・喀痰についての基本的な知識 …84
 1．咳嗽・喀痰の仕組みと役割　84
 2．咳嗽・喀痰の原因と身体への影響　85
B 咳嗽・喀痰によって起こりうる問題と
 留意点……………………………………86
 1．咳嗽・喀痰によって起こりうる問題　86
 2．咳嗽・喀痰が出る患者を看護するうえ
  での留意点　86
C 咳嗽・喀痰が出る患者の事例…………87
 1．患者の紹介　87
 2．患者のとらえ方　88
 3．技術の適用　88
 4．演習課題　94

⑨ 動悸（心悸亢進）のある患者への看護 ―― 95

A 動悸（心悸亢進）についての基本的な
 知識………………………………………95
 1．動悸とは　95
 2．動悸のメカニズムと原因　95
B 動悸によって起こりうる問題と
 留意点……………………………………96
 1．動悸によって起こりうる問題　96
 2．動悸を自覚する患者を看護するうえで
  の留意点　96
C 動悸（心悸亢進）のある患者の事例…96
 1．患者の紹介　96
 2．患者のとらえ方　97
 3．技術の適用　97
 4．演習課題　101

⑩ 浮腫のある患者への看護 ―― 102

A 浮腫についての基本的な知識…………102
B 浮腫によって起こりうる問題と
 留意点……………………………………102
 1．浮腫によって起こりうる問題　102
 2．浮腫がある患者を看護するうえでの留
  意点　103

C 浮腫のある患者の事例…………………103
 1．患者の紹介　103
 2．患者のとらえ方　104
 3．技術の適用　104
 4．演習課題　109

⑪ 悪心・嘔吐のある患者への看護 ―― 110

A 悪心・嘔吐についての基本的な知識…110
B 悪心・嘔吐によって起こりうる問題と
 留意点……………………………………111
 1．悪心・嘔吐によって起こりうる問題
  111
 2．悪心・嘔吐のある患者を看護するうえ
  での留意点　111
C 悪心・嘔吐のある患者の事例…………111
 1．患者の紹介　111
 2．患者のとらえ方　112
 3．技術の適用　113
 4．演習課題　117

⑫ 嚥下障害のある患者への看護 ―― 118

A 嚥下障害についての基本的な知識……118
B 嚥下障害によって起こりうる問題と
 留意点……………………………………118
 1．嚥下障害によって起こりうる問題　118
 2．嚥下障害のある患者を看護するうえで
  の留意点　118
C 嚥下障害のある患者の事例……………119
 1．患者の紹介　119
 2．患者のとらえ方　119
 3．技術の適用　120
 4．演習課題　122

⑬ 便秘のある患者への看護 ―― 123

A 便秘についての基本的な知識…………123
B 便秘によって起こりうる問題と
 留意点……………………………………123
 1．便秘によって起こりうる問題　123
 2．便秘のある患者を看護するうえでの留
  意点　124

  C　便秘のある患者の事例…………124
   1．患者の紹介　124
   2．患者のとらえ方　125
   3．技術の適用　125
   4．演習課題　130

14　排尿障害のある患者への看護 ── 131

  A　排尿障害についての基本的な知識……131
  B　排尿障害によって起こりうる問題と
   留意点………………………………131
   1．排尿障害によって起こりうる問題　131
   2．排尿障害のある患者を看護するうえで
    の留意点　131
  C　排尿障害のある患者の事例…………132
   1．患者の紹介　132
   2．患者のとらえ方　132
   3．技術の適用　132
   4．演習課題　137

15　出血傾向のある患者への看護 ── 138

  A　出血傾向についての基本的な知識……138
  B　出血傾向によって起こりうる問題と
   留意点………………………………138
   1．出血傾向によって起こりうる問題　138
   2．出血傾向のある患者を看護するうえで
    の留意点　139
  C　出血傾向のある患者の事例…………139
   1．患者の紹介　139
   2．患者のとらえ方　139
   3．技術の適用　140
   4．演習課題　143

16　貧血のある患者への看護 ── 144

  A　貧血についての基本的な知識…………144
   1．貧血の状態　144
   2．貧血の原因　144
  B　貧血によって起こりうる問題と
   留意点………………………………145

   1．貧血によって起こりうる問題　145
   2．貧血のある患者を看護するうえでの留
    意点　145
  C　貧血のある患者の事例………………145
   1．患者の紹介　145
   2．患者のとらえ方　146
   3．技術の適用　146
   4．演習課題　151

17　片麻痺のある患者への看護 ── 152

  A　片麻痺についての基本的な知識………152
  B　片麻痺によって起こりうる問題と
   留意点………………………………152
   1．片麻痺によって起こりうる問題　152
   2．片麻痺のある患者を看護するうえでの
    留意点　152
  C　片麻痺のある患者の事例……………153
   1．患者の紹介　153
   2．患者のとらえ方　153
   3．技術の適用　154
   4．演習課題　163

18　移動動作に困難のある患者への看護 ── 164

  A　移動動作の困難さについての基本的な
   知識…………………………………164
  B　移動動作の困難によって起こりうる問題
   と留意点……………………………164
   1．移動動作の困難によって起こりうる問
    題　164
   2．移動動作が困難な患者を看護するうえ
    での留意点　165
  C　移動動作に困難のある患者の事例……165
   1．患者の紹介　165
   2．患者のとらえ方　165
   3．技術の適用　166
   4．演習課題　172

索　引 ── 173

第1章
看護実践における看護技術の適用

1 看護技術とは

A 看護の目的を達成するための看護技術

1 看護技術と看護観

　看護技術は，看護という目的を達成するために意識的に用いられる道具であり，それをどのように用いるかを判断するのは看護師自身である．目的を達成するための道具という意味では，「物」に対する技術も「人」に対する技術も同じである．しかし，「人」に対して働きかける技術は，相互に作用しているという点において，「物」に対する一方通行の技術とは異なっている．自明の理ではあるが，患者は「物」ではなく「人」である．したがって，患者を自分と切り離された対象（object），すなわち客体としてとらえることは適切ではない．看護は，「人」に対して働きかける技術であり，そこでは，看護師が患者を観察するのと同様に，患者も看護師を観察しているし，看護師が触れる手は同時に患者にとっては触れられる手である．このように看護技術は，看護師と患者との相互作用のなかで行われるものであり，そこには，それぞれの価値観や人間性が大きく影響する．

　そこで，看護師が看護という行為を「だれ」のために，そして「何」のために行うのかという**看護観**（フィロソフィー）が重要な意味をもつようになる．人の仕事は，見えるようにしか理解されない．その意味では，第三者からみた看護行為は，一見，看護師が手足を使って行う身体活動のみのようにみえるかもしれない．しかし，患者に触れる看護師の手は，単なる運動機能としての手ではなく，その看護師の考えや思い（看護観：フィロソフィー）を行為化するための道具としての手なのである．

2 看護の行為化と看護観

　たとえば，一人では食事が摂れず，単調な療養生活を送っている臥床患者に対する食事の援助場面について考えてみよう．A看護師は，配膳された食事を誤嚥に注意しながら機械的に介助している．一方，B看護師は，鏡を利用して患者にメニューを見てもらいながら，「お楽しみの食事の時間ですよ．今日は，煮物が軟らかくておいしそうですね」と笑顔で声をかけている．そして，メニューのなかから食べたいものの希望を聞いて患者のペースで介助している．A看護師とB看護師が実施した技術はどちらも

食事介助である．しかし，患者のニーズをどのようにとらえ，それに対してどのように応えるかという点において，2人の看護師には大きな違いがあることがわかるであろう．患者はどちらの看護師の援助を望むであろうか．B看護師の行為そのものも，一見すると声をかけながら介助している優しい看護師として映り，知的な行為には見えにくいかもしれない．しかし，B看護師は，人間にとっての食とは何か，一人で食事が摂れず単調な療養生活を送っている臥床患者にとっての食の意味について熟慮したうえで，細心の配慮に基づいた援助を行っている．このように看護師の看護行為の根底にある看護への思いや考えが，患者の療養生活の質に深く影響を及ぼすのである．

　ナイチンゲールは[1]，**『看護覚え書』**の補章「看護婦とは何か」のなかで，「この世の中に看護ほど無味乾燥どころかその正反対のもの，すなわち自分自身は決して感じたことのない他人の感情のただ中へ自己を投入する能力をこれほど必要とする仕事はほかに存在しない」と述べている．そして，その能力が自分にないのであれば，看護から身を退いたほうがよいとさえ言っている．ナイチンゲールのこの言葉は，時代を超えて現在でも通じるものである．人は，他者に対する関心から感情が生まれ，感情が動くことによって自分の考えや思いをからだをとおして行為化するのである．

　しかしながら，現実に自分とは異なる経験をもち，異なる世界を生きている他者を理解することは容易なことではない．看護師には，家族でも友人でもない何のかかわりもない他人と出会い，その人に関心を寄せ看護することが期待されている．だからこそ，看護することを職業とする者としての責任と日々の努力が求められるのである．

B 安全・安楽・自立を目指す看護技術

1 看護技術の習得

　看護師が行う業務は，**保健師助産師看護師法**第5条によって「療養上の世話」および「診療の補助」と規定されている．看護師は基礎教育のなかで，これらの業務が遂行できるようになることを目標に，基本的な看護技術を習得する．どのような看護技術であれ，それが目指すところは**患者の安全・安楽（安心）・自立**である．なかでも複雑・高度化している現代医療の現場においては，健康回復や苦痛の緩和を目的として医療を受けている患者の安全を守ることが，最優先課題となっている．このように，看護師には，看護技術を安全に実施することはもちろん，患者の安楽を図り，

あるいは安心できる環境を提供し，自立を支援する能力が求められている．そのため看護師は，基本的な看護技術を「身」につけたうえで，患者一人ひとりの個別性に応えられるレベルまで技術力を高める必要がある．どれだけ，患者の状態を把握し，思いに寄り添うことができたとしても，必要な技術を安全・安楽に実施できなければ**職業としての看護**は成立したとはいえない．すなわち，頭と手と心がうまく連絡していなければ，患者の期待に応えられる看護技術を提供することはできないのである．

1）習得過程と反復練習

職業としての技術を習得することは容易ではない．教科書を読んで技術の実施方法を理解できたとしても，それがうまく身体と連絡するようになるまでには練習が必要不可欠である．講義や演習で技術の実施方法を理解した後に，学んだ看護技術をどれだけ「身」につけるレベルにまで高められるか否かは，学生の努力すなわち反復練習にかかっているのである．それはちょうど，自転車の乗り方を身につける過程と似ている．だれもが最初は，ペダルをどのようにこぐのか，どのように身体のバランスをとるのか考え，意識しながら乗る．何度も何度も失敗を繰り返すうちに，乗り方のコツをからだが覚えていく．そうするといつの間にか，意識しなくても自転車に乗れるようになっていることに気づく．そして，平坦な道を一人で安全に自転車に乗れるようになってはじめて，荷物を載せたり坂を走ったりすることができるようになるのである．

2）批判的思考

看護技術の習得に関しては反復練習のほかにも重要な学習方法がある．それは，**批判的思考**である．これは，**クリティカルシンキング**（critical thinking）の訳語である．クリティカルシンキングとは，テキストに書いてあること，授業で学んだことをそのまま無批判に受け入れるのではなく，客観的かつ分析的にもう一度自分のなかでとらえ直してみることである．

看護技術のテキストに書かれてあることのなかには，根拠がはっきりしていないもの，経験的に行われてきたものも少なくない．論理性，効率性，現実性に乏しい手順や看護方法の記載がないとはいえない．それらを無批判に模倣するだけでは，創造的な思考は生まれず，質の高い看護技術を提供することは困難である．学生は，自分が身につけようとしている看護技術の方法が，時代の変化や医療の進歩，患者の価値観に対応しているか否かを熟考する習慣をつけることが重要である．それは，臨地実習で，さらには将来，看護師として患者に技術を適用しようする際に，大いに役に立つであろう．

3）臨地実習の重要性

　看護技術は，反復練習とクリティカルシンキングによって身につけていくことで学習の成果が得られる．おそらく「身」につけるための練習段階において，学生は多くの失敗をするであろう．しかし，そこから多くの貴重な学びを，身をもって吸収することができるのである．そして，学内で看護技術の基本となる知識と方法を身につけることにより，初めて**臨地実習**で患者にそれを「適用」することができるようになる．患者の多くは，学生が将来，看護師になるためには臨地実習による経験が必要であることを理解し，協力してくれる．したがって，学生には免許をもたない学習者としての自覚と患者への感謝の気持ちをもって，技術を安全に実施できるように努力することが期待されている．

2 | 個別性の理解と自立支援の原則

　技術を実施するうえで目指すべきは，その患者にとっての安楽・安心・心地よさであるが，これには患者の個別性を理解することが不可欠である．特に，患者の状態に応じた安楽な体位の保持は，様々な看護技術を実施するうえで重要である．

　看護技術の実施にあたって，もう一つ重要なことは，患者の自立を支援することである．ヘンダーソンは[2]，看護とは，もしもその患者に必要なだけの知識，体力，意志力があれば他者からの援助なしに自分で行うであろう様々な行動のなかで，足りない部分を補うことであり，看護師の役割は，患者にとって必要な存在でなくなるように自立を支援することであると述べている．したがって，看護師は患者に不足していることは何か，すなわち看護の必要性を判断し，その部分だけを手助けすることが重要である．その際，自立の基準はあくまでも患者その人にとってのものであり，看護師の基準ではないことを認識しておく必要がある．

② 学内と臨床における学習環境の違い

　看護師という役割（職業）は，それを必要とする患者の存在があってはじめて成立するものである．したがって，看護師が提供する看護技術は患者のニーズを充足するために用いるものであり，決して看護師が満足するためのものではないことを忘れてはならない．授業として展開される臨地実習においても，医療の場における主役は患者である．では，学内の授業と臨地実習ではどのような違いがあるのか考えてみよう．

A 技術を提供する対象者の違い

　学内における看護技術の習得には，テキスト，CD，DVD，コンピュータ，シミュレーションモデルなどの教材を活用するほかに，学生間で役割練習をしながら技術を習得する方法がとられることが多い．しかし，学内における技術習得が可能なのは，「身」につけるところまでであろう．したがって，患者の個別性に応じた看護技術を提供することの重要性を理解することは可能であるが，健康な学生あるいはシミュレーションモデルを対象とした練習による学習には限界がある．すなわち，臨床特有のリアリティを学習することの困難さがあるからである．そのために，学生がよく使う表現である「本物」の患者，すなわち現実の対象者である患者に看護技術を適用するという経験ができる臨地実習という授業は，看護基礎教育において重要な意味をもつ．

　臨地実習では，患者の個別性に応じた看護を提供することが求められる．現実の患者は性別だけでなく，新生児から高齢者まで年齢の幅も広く，健康障害に伴う様々な症状や徴候をもっている．さらに，生活者としての患者はそれぞれ独自の生活様式をもっている．したがって，患者は看護師に対して，身体状態を適切に判断してくれるだけでなく，自分の好みやなじんだやり方，価値観を尊重してくれる看護を求めている．看護師は，そうした個別性のある看護を提供することができてはじめて患者から高い満足を得ることができるであろう．

　このように，看護技術の学習においては，技術を「身」につけることと，実際の患者に適用することとの間には大きな違いがある．

B そのほかの学習環境の違い

　対象者の違いのほかにも，学内と臨地実習では学習環境は異なる．まず，学習の場である学内すなわち教室（講義教室，演習室，実習室）は，学生が所属する場所であり，自分のテリトリーといえる．しかし，実習施設は自分のテリトリー外のところである．そこは学生のために整備している学内の教室とは異なった学習環境である．

1 | 物理的環境

1）使用する物品の種類と配置

　患者が療養生活を送っている病院と学内の実習室とでは物理的環境の違いがある．したがって，学生は実習病院や病棟の構造と物品の収納場所などを把握することが必要である．病棟で使用する物品は，看護技術のテキストに記載されているもの，あるいは学内で使用したものと同じとはかぎらないし，看護技術もその病院独自の方法で行われることも少なくない．たとえば，ベッドメーキングの技術で，学内で使用するような上シーツ，毛布，スプレットなどを用いず，毛布や掛け布団を包布に入れる方法はそのよい例であろう．このように，用いる物品や方法が異なっているときには，その違いがどのような意味をもつのかを考える必要がある．ベッドメーキングの例であれば，なぜ，毛布を包布に入れるのか，それを使用している患者にとって，それは安全かつ安楽であるかを考えることである．看護師には，そのベッドを生活の場とする患者が安全かつ安楽にそれを使用できるようにつくることが期待されているのである．

　また，テキストには，それぞれ看護技術の基本を習得するために必要な物品と手順が記載されているが，実際に技術を適用する段階では，患者の状態によっては必要のない物品があるかもしれないし，逆に追加しなくてはならないものもあるかもしれない．物品や手順も含めて，患者の個別性に合わせた方法を考えて工夫しなくてはならない．しかし，ここで注意しなければならないことは，**技術の省略と応用**は意味が異なるということである．応用は患者やその場の状況に合わせて変化させて用いることであり，適切な判断を要するが，省略は，必要な部分を省くことである．

2）看護動線と作業域

　実習室と病棟では学生の動線も大きく異なる．病棟は学内の実習室よりもはるかに広いため，学生の動線も長くなる．必要物品のほとんどが実習室内あるいは近くの準備室にある学内とは異なり，病棟では物品の収納場所は数か所に分かれていることが多い．看護用品の準備にあたっては，緊急性が求められることもある．実習では，初日に病棟オリエンテーションを受けることが多いが，学生であっても迷わず目的の場所に行き，物品を準備できることが望まれる．

　また，準備した物品を患者の病室まで運ぶのに，距離が長く時間を要することもある．したがって，看護技術の実施にあたっては，物品を準備して患者の病室に行くまでに要する時間を考慮する必要がある．たとえば，

清拭の湯を準備する場合，何℃の湯を用意すれば実際に患者の皮膚に触れる温度を適温に保つことができるかを計算しなければならない．

さらに，病室で実施する際の作業域についても考慮する必要がある．学内の実習室にあるベッド，床頭台，オーバーテーブルには基本的には物品は何も置いていない．しかし，病室には患者の私物や，時には治療上必要な医療物品が置いてある．また，多床室ではベッド間隔が狭く，看護技術を実施するのに必要な物品を思うように配置できないこともある．このような場合，無理をして実施するのではなく，患者と看護師の安全を確保するために，物品を移動するなどの方法で作業スペースをつくる．

2 人的環境

1）チーム医療における様々な人々のかかわりと責任

学内の講義・演習と病院における実習では，学生を取り巻く人的環境は大きく異なっている．学内における講義や演習は，基本的に学生と教員との相互作用のなかで進められていく．しかし，臨地実習が行われる医療の現場では，患者や家族はもちろんのこと，看護師，医師，理学療法士，栄養士など，様々な医療者とのかかわりが不可欠となる．したがって，学生が臨地実習において求められる最も基本的でかつ重要な技術は，**コミュニケーション**であるといえるだろう．医療の現場では，学内以上に学習者としての言葉遣いや振る舞いが期待されている．実習は授業として行われているとしても，病院では，学生も医療チームの一員としての役割が期待されているという自覚と責任をもつ必要がある．特に，受持ち患者に対する情報の共有や看護の計画と実施についての報告は，学生が責任をもって行うべきことである．

2）時間の管理

一日の作業の流れは学内と病院では大きな違いがある．学内では時間割に沿って授業が進んでいくが，病棟は常に流動的で変化に富んでいる．それが臨床の特徴である．学生は一日の実習計画を立てるが，その時間配分の基盤となるのは患者の生活である．その日の患者の治療計画や病棟のルーティン業務などを考慮して，適切な時間に適切な援助を行う必要がある．学内と違い，一つの技術を患者に説明し，了解を得て，準備，実施，後片づけをするという一連の過程は，学生が考えている以上に時間を要するものである．学生は自分で，この一連の過程をイメージして時間配分することが重要である．また，学生は一人で患者に技術を適用することができると判断されるまでは，教員や病棟指導者と共に実施することが多いため，

患者以外の人との時間調整も必要となる．こうした様々な人たちと調整することや，実習時間を効果的に使うことは，実習環境に慣れない期間は学生にとってストレスとなることもある．

3 臨床における技術適用の留意点

看護技術を患者に適用する段階は，学内で「身」につける段階までの技術習得とは異なる．患者に技術を適用する際には次のような点に留意することが必要である．

A 看護の必要性の判断

患者の個別性に応じた看護を提供するためには，看護の必要性を適切に判断することが重要である．看護師には，患者のニーズを的確に判断すること，そして言葉にならないニーズを先読みしてそれに応えることが望まれる．そのためには，生活者としての患者を全体的存在として理解する必要があるが，その鍵となるのは適切な情報収集である．

1 情報の種類

患者の情報（data）には，**主観的情報**（subjective data）と**客観的情報**（objective data）があるが，これらの情報を必要に応じてバランスよく収集する必要がある．なぜなら，情報の質と量が適切で信頼できなければ，看護の必要性を正確に判断することはできないからである．学生は，しばしば患者の思いを大切にするあまり，あるいは病態についての理解不足から，主観的情報に偏った判断をする傾向がある．

たとえば，患者からの「からだを拭いてほしい」という主観的情報だけですぐに清拭を計画することは適切ではない．患者が清拭をしてもよい状態であるか否か，可能であればどのような清拭の方法がよいかという判断をするためには，バイタルサイン，検査データ，治療内容などの客観的な情報を収集する必要がある．しかしながら，臨床では未学習の疾患や複雑な病態を呈する患者を受け持つことも少なくない．そのような場合，客観的情報として何を収集すればよいのかということさえわからないことも少なくない．それは，学習過程においてはやむを得ないことではあるが，わからないから情報収集せずに偏った情報で判断してよいということではない．その患者の看護の必要性を判断するためには，どのような客観的情報を把握する必要があるのか，またその情報をどのように解釈すればよいか

についての指導・助言を，自ら積極的に受けて学習することが重要である．

2 情報源

適切な質と量の情報を収集するには，情報源の選択が重要となる．情報源には，患者・家族，医療スタッフ，診療（看護）記録，参考書などがある．

1）患者，家族，医療スタッフ

最も重要な情報源が患者であることはいうまでもない．それは，病いを体験しているのはほかならぬ患者自身であり，看護のニーズをもっている本人だからである．しかし，情報の種類のところでも述べたように，患者の主観的な症状や思いだけを聞いて判断するのは危険である．たとえば，糖尿病で食事制限をしている患者から，「病院の食事だけしか食べていません．間食はしていません」という情報を得たとする．しかし，それは時に事実と異なることがある．患者の床頭台の引き出しに甘いお菓子が入っていた，血糖値がコントロールできていなかった，という客観的な情報を知ることで主観的情報との矛盾に気づくことができる．このように，看護の必要性を適切に判断するためには，医療スタッフや診療記録からも情報を得ることが重要である．学生は自分が医療チームの一員であるという自覚をもち，患者を看護するうえで必要な情報をチーム内で共有するように心がけることは大切なことである．

実習が授業の一形態とはいえ，臨床の現場と乖離したところで学習することのないようにしなければならない．

2）診療（看護）記録

診療（看護）記録は患者の情報を知るための重要な情報源である．特に，学生は入院して数日あるいは長期間経過した患者を受け持つことが多いため，受け持つまでの患者の状態を把握するうえで診療記録は役立つものである．しかし，まずは患者本人から直接情報を収集することが大切である．診療記録だけをもとに患者像をつくりあげてしまうと，先入観や偏見が生まれる危険があるからである．また，最近では診療記録が**電子カルテ**に移行している病院が増えてきているため，情報にアクセスするためには一定の手続きが不可欠となり，端末操作に慣れることが必要となっている．

3）参 考 書

学生にとっての情報源として有効なのが参考書（テキスト，専門雑誌な

ど)である.学習した内容の復習だけでなく,まだ学習していない内容も含めて,患者を理解するうえで必要な知識を得て情報収集に生かすことができる.臨床の知識は日々新しくなっていくため,基礎的知識と同時に最新の知識にも関心をもつことが大切である.その際,知識の集め方を知っているか否かで学習成果は大きく異なってくる.

3 情報収集の方法

情報を収集する方法には,インタビュー (interview),観察 (observation),測定 (measurement) があるが,知りたい情報の内容によって方法を選択する.

1) インタビュー

(1) インタビューの意識と姿勢

インタビューは,inter(相互に)view(見る)ということであるが,この方法で得られる情報は患者の**主観的情報**である.インタビューする過程で特に大切なことは,その患者を生活者の視点からとらえることである.人はだれもがそれぞれの過去と独自の経験をもって今を生きており,それによってその人の個別性が生まれるのである.年齢,性,疾患,治療内容が同じであっても,患者の反応,経験の意味づけは様々である.患者が療養生活をするうえでどのような変化を経験しているか,またその変化にどのように対処しようとしているのかを,インタビューをとおして知ることができる.

インタビューでは看護師の患者に対するとらえ方が反映される.一方的に,患者を弱い人,問題をもつ人といった視点でとらえるのではなく,回復力をもつ人,強みをもつ人,問題解決能力のある人として理解しようとすることが大切である.

(2) 具体的な方法と注意

具体的なインタビューの方法としては,まず環境を整える必要がある.できるだけ静かな場所を選ぶことが大切で,特に多床室の患者の場合にはプライバシーに十分配慮する.座る位置は互いに向かい合うよりも90°の角度あるいは斜めの位置で座るほうが緊張が緩和されるとともに,患者の状態も観察しやすくなる.

次に,笑顔であいさつする.笑顔には相手をリラックスさせる効果がある.そして,自己紹介をし,患者の名前を呼んで確認する.患者にとって自分の名前を呼ばれるということは,ほかのだれでもない「私」であることを意味する.それによって,患者は看護師が自分に対して関心を示していると受け止めるであろう.質問する場合も,「○○さん,痛みはありま

すか?」という聞き方と「痛みはありますか?」という聞き方では,患者はどちらが答えやすいだろうか.「痛みはありますか?」だけでは,看護師の関心が身体だけにあるように思われるかもしれないが,名前をつけて聞かれると,痛みを経験している「私」に関心をもってくれていると感じるであろう.インタビューでは,質問形式にならないように注意するとともに,患者に話の主導権を与える時間をつくるようにする.学生がその内容を傾聴することで,患者から重要な情報を収集できる可能性が高くなる.なぜなら,患者は自分が最も困っていること,気になっていること,問題と感じていることについて話すことが多いからである.

また,インタビューを行うにあたって注意すべきことは,情報は看護に生かすために収集するものであり,決して個人的な興味で情報収集を行ってはならないということである.さらに,知り得た情報については**守秘義務**がある.

2) 観　　察

観察(observation)で得られる情報は**客観的情報**である.観察とは,ただ眺めるだけではない.患者の身体に何が起こっているのか,どのような変化があったのかを,看護師が意図的に,視診,触診,打診,聴診などにより,その意味を理解しようとすることである.すなわち,看護師が意識して観察しようと思わなければできないものである.学生は身体診察に関して自信がないためか,視診以外の技術を用いることに対しては消極的になりがちである.しかし,患者の身体に触れてはじめて状態を判断することができるのであり,経験から学ぶことが重要である.

こうした看護における観察の重要性について,ナイチンゲールは,観察の習慣を身につけられないのであれば看護師になることをあきらめたほうがよいと述べている.観察技術を身につけることは容易ではないが,観察することは患者を理解することだと考えれば,患者に対する関心がその土台になる.患者のことを知りたいと思えば,何をどのように観察すればよいかを考え,意図的に行動できるようになり,それが習慣になって身につくであろう.

3) 測　　定

測定(measurement)で得られる数値化された情報は**客観的情報**である.測定には,血圧計や体温計のような器具,心電図計のような器械,ペインスケールやQOLなどを測る質問票などが用いられる.こうした器具も,学内で使用しているものと,病棟で使用しているものでは種類が異なる場合がある.たとえば,学内では水銀血圧計で血圧測定をしていても,

病棟ではアネロイド血圧計を使用しているといったことである．器具が異なると取扱い方法も異なるため，患者に使用する前に学生同士で測定するなど，その方法を確認しておいたほうがよい．

　測定の技術で留意すべきことは正確性・安楽性であるが，時間や部位などの測定条件を一定にすることが重要である．また，測定に伴う患者への負担を最小にすることへの配慮を行う．

B　コミュニケーション

1）学習者としてのコミュニケーションの基本

　医療の現場では，患者・家族，医療スタッフのほかに，病院で働く様々な人とコミュニケーションをとることが求められており，学生に対しては，あいさつ，適切な言葉遣い，清潔なユニフォームの着用などといった学習者としての振る舞いが期待されている．こうした礼儀作法（エチケット）や行儀作法（マナー）は，人と人の関係を柔らかくしたり，スムーズにしたりするうえできわめて効果的である．特にあいさつは，コミュニケーションの基本であり，「こんにちは」といった出会いのあいさつから，指導を受ける前の「お願いします」，終了後の「ありがとうございました」や「お疲れさまでした」といったように，状況に応じたあいさつが求められる．また，学習者としての適切な言葉遣いも大切であり，ていねい語や敬語を適切に使えるように訓練しておく必要がある．学内の演習は，患者と看護師の役割を経験できるよい機会であるため，言葉遣いも役割に合わせて使う訓練をするとよい．日頃，友達言葉だけで話していると，いざ，実習でていねい語や敬語を使おうとしても不適切な使用になり，かえって印象を悪くすることもある．

2）患者，医療スタッフとの間のコミュニケーション

　患者との関係においては，学生は患者から情報を収集するだけでなく，情報をわかりやすく伝える**コミュニケーション技術**が必要である．

　また，学生には患者や家族だけでなく，医療スタッフとの関係においても情報収集と情報伝達能力が求められている．学生は，受持ち患者について，医療スタッフ，特に看護師と情報を共有する必要があり，一日の実習開始にあたってはどのような計画を立案しているかを説明することから始まり，適宜，実施したことを報告する．また，単に実施の計画や報告だけでなく，患者について知り得た看護に役立つ情報を提供することも重要である．こうした説明や報告がスムーズにできないと予想以上に時間を費や

すことになり，患者への看護にも影響することになる．緊張のために指導者やスタッフに対して，うまく説明や報告ができないこともあるが，その背景には事前準備が不足している場合も少なくない．臨床の現場は，教室のように静的な場所ではない．常に変化し動いているところであり，時間は貴重である．そうした場で，様々な人とコミュニケーションをとりながら展開されていくのが臨地実習である．情報の収集と伝達能力を高めていくことも学生にとっての大きな課題であり，そうした高いコミュニケーション力を求められるのが看護師という職業なのである．このように，コミュニケーションは，臨地実習の学習効果に大きな影響を及ぼすものであるとともに，将来，社会人として看護師として働くうえでもきわめて重要な意味をもつ．

C 看護技術を実施する際の原則

それぞれの看護技術で用いる物品や方法は異なるが，実施にあたっては踏まえるべき共通の原則がある．学内における技術習得においても守るべきものであるが，実習では実際の患者に適用するものであり，安全・安楽・自立を実現するために再認識しておく必要がある．

1 正確性

医療の現場における患者と医療者の安全を確保することは最優先課題であり，それは看護技術の実施に際しても同様である．人が行うことに完全を求めることは難しいが，ケアレスミスも含め，知識不足，技術力の不足，コミュニケーションの不足のように，看護師の注意や努力で防ぐことのできる事故を起こさないようにしなければならない．そのためには，正確な知識と技術力，適切なコミュニケーション力を身につけることが大切である．学生は免許をもたない学習者であり，授業として実習を行っているが，学習進行に伴う不足が生じる場合は，適切な指導・助言を受け，患者が安全を脅かされたり，不利益を被ることのないようにしなくてはならない．

患者は看護師に優しさや思いやりを求めるのと同時に，安全で安心できる正確な技術力を求めている．看護師の正確な看護技術は，患者に安全と安心をもたらし，それが結果として患者からの信頼を得ることにもつながるのである．

2 快適性

安全な看護技術を実施することはきわめて重要であるが，患者の満足を高めるためには，その患者の個別性に応じた方法を選択できるか否かが鍵

になる．どのような方法を心地よいあるいは快適と感じるかは患者によって様々である．たとえば，足浴を実施する場合も，それが皮膚の清潔，保温，リラックスといった目的のなかのどれを重点的に達成しようとしているかによって，湯の温度，浸漬時間，体位などの具体的なやり方は変わる．さらにそこに患者の身体状態や好みを反映することで快適性を高めることができる．したがって，適切な情報を収集したうえで，どのような方法を用いれば，患者が心地よく感じることができるのかを十分に検討することが必要である．

3 経済性・効率性

学内では，基本的にテキストに書かれてある物品が準備されており，学生がコストを意識することは少ない．しかし，医療の現場で行われる実習においては，様々な意味で経済性・効率性を考慮することが求められる．第一に技術力の不足に伴う物品の過剰使用がないように心がけることが大切である．

たとえば，タオルを使用する際にも，テキストには十分な量のサイズや数が記載されていることが多いが，実際にはそれだけのタオルを使用しなくても行える場合も少なくない．常に，患者の個別性に合わせて物品の種類と量を判断できるようにすることが必要である．

時間の効率性についても検討する．チームの一員としての自分の動きを意識すること，効率よく物品を準備し，患者の病室に行く前に必ず確認すること，実施する手順をイメージしておくことは重要である．実施にあたっては作業域を確保し，効率的に物品を配置し，できるだけ動線を短くする工夫をする．

4 審 美 性

看護技術がアートといわれるように，その技術には審美性が求められる．看護の本質はそれを行為化する看護師の感性をとおして他者に表現されるものである．一つの技術をどのような場面で，どのようなタイミングで，どのように適用するかといったことは，その看護師の感性に負うところが大きく，それが「表現された技」としてのアートになるといえよう．

具体的には，学生は看護技術を実施するときだけでなく，準備から後始末も含めて美しく見えるように努力する必要がある．必要物品はワゴン車に載せて運ぶが，その際，清潔なものとそうでないもの，乾燥しているものと水分を含むものを区別して整然と配置し，排泄物にはカバーをかけるなどの配慮が必要である．時折，両手にたくさんの物品を抱えながら病室に行く看護師の姿を見ることがあるが，これは安全性・審美性から好まし

いものでなく，また両手がふさがっている点からもいざというときに対処できず，危険であることも少なくない．また，実施する際に重要なことは，手順を考慮して物品を使用しやすいように配置し，看護師が不自然な体位をとったり無駄な動きがないようにすることである．

D 医療における倫理的配慮

実習を行う医療の現場において，看護師には，患者が安全で安心して医療を受けられるように環境を整えるとともに，基本的人権を守り，多様な価値観を尊重することが求められている．

1 自尊心

自尊心は自分の存在を認め，尊重できる感情としてとらえられる．その自尊心を，人はだれもがもって生きている．それは患者も同様である．しかし，医療の現場では，時に医療者の無神経な言動によって患者の自尊心が剝ぎ取られることがある．人を人として遇するという当然のことが軽視されることがあってはならない．患者が「自分は一人のかけがえのない存在として扱われている」と感じられるようなかかわりが必要である．医療者にとっては日常であっても，患者にとっては非日常と感じられる場が医療の現場である．患者は，不慣れな環境に戸惑ったり心細くなっている状態のときには，視線を合わせない，命令口調で言われる，無言で何かをされるといった医療者がとる無神経な態度によって，自尊心を大きく傷つけられる．医療者は日常業務を繰り返し行う過程で，いつの間にか人として大切にしなければならないことを軽視あるいは無視するようになってしまい，そのことに気づかなくなることも少なくない．医療者には，患者の自尊心を損なわないようにするための日々の努力と，細やかな配慮が求められる．学生にとっても病院はなじみのない場所であり，患者の立場に近いといえる．自分の自尊心を大切にするとともに，患者の自尊心を尊重できるように配慮する．

2 自己決定の尊重

自己決定の尊重は，患者の人権を擁護するうえで重要である．人はそれぞれの人生を生きており，自分に関することについては他者を害さないかぎりにおいて自由に意思決定することができる．したがって，患者の自己決定を尊重することは，患者が医療を受ける過程で起こる種々の事柄について，自らが選択・決定できるように支援することである．そのためには，患者が自己決定できるような情報を提供することが必要不可欠な条件とな

る．

　学生の実習に，受持ち患者として協力するか否かの決定を患者が行う際にも，情報提供が必要である．どのような**学習レディネス**（準備状態）にある学生が，どのような目標をもって，どのような方法で実習するのか，また予測できる利益と不利益について，患者が理解できるように説明する必要がある．患者は基本的に文書と口頭による説明を受けて，実習に協力するか否かを自分の意思で決定する．そして，患者が実習への協力を断ったとしても，治療を受けるうえで一切不利益を被らないことが保障されなければならない．

　また，看護過程の展開も患者と共に行うことが大切である．健康上の問題をもっているのはほかならぬ患者自身であり，それをどのように解決していけばよいのか，どのような方法が最も適しているかということを判断できるのは患者である．看護師は専門家としての立場から判断し，説明したり解決策を提案し，患者の自己決定を支援するあるいは共同で決定することが望ましい．

　以上述べたように，患者の自己決定を尊重することが大切であることは言うまでもない．しかし，患者の決定がすべて正しいとはかぎらない．ほかの患者や医療者などの他者を害さないかぎりにおいて患者の言い分を傾聴するということであり，理不尽な要求や迷惑をかける言動に対しては毅然とした態度をとる．

3 価値観の尊重

　価値観は，自分が何を好み，何を大切だと考えるかということであり，人は自分の価値観に基づいてものごとを判断し行動する．すなわち，その人が生きていくうえでの基準となるものといえる．現代社会は，価値観が多様化している時代である．患者の価値観は様々であり，ライフスタイルも多様化している．時々，看護師は目の前の患者を理解することが困難だと感じ，「Aさんは何だか苦手だな」と思い，かかわりを無意識に避けてしまうことがある．そのような場合，その原因が価値観の相違であることも少なくない．ものごとの判断基準が異なっているため患者は看護師が予測できないような言動をとる．そのため看護師は患者を理解することに努力を要したり，受け入れられなかったりする．看護師は患者に対する苦手意識をもったとき，自分の価値観を意識化することによってその相違に気づくことができるであろう．看護を職業としている看護師は，患者との価値観の相違を認識したうえで，自分の価値観を押し付けることのないよう，患者の価値観を尊重することが大切である．

4 │ プライバシーの保護と守秘義務

　プライバシーの保護は，医療現場においては細心の注意と配慮を払うべき課題である．何をプライバシーと感じるかは患者によって個人差がある．医療者が便利で効率的に業務を遂行できるからという理由だけで，患者の情報を不必要に開示することはできない．情報の開示にあたっては患者の了解を得ることが必要である．

　学生の実習においても同様である．個人的興味で患者のプライバシーに立ち入る，患者が特定される可能性のある実習記録を書く，病院外で患者の話をするなどといったことがないように細心の注意が必要である．

　また看護師には，倫理上だけでなく法律上の守秘義務がある．すなわち職務上知り得た秘密は守らなければならない．学生が実習で経験することとして，患者から「医師や看護師には言わないでほしい，あなただけに言ったのですから」というように本音や秘密を暴露されることがある．患者の治療に影響しない内容であれば秘密を守るべきであるが，時に秘密を守ることが結果的に患者に害を与えることもある．たとえば，患者に合った薬剤を調べているときに，「この薬は飲むと気持ちが悪くなるから飲んでないよ．でも先生（医師）や看護師さんに言うと怒られるから黙っていてね」と言われることもある．患者の秘密を守るべきか，患者の治療を優先すべきか，どちらも学生にとっては価値のあることであり，どちらを選ぶべきか葛藤が生じる．学生はこのような倫理的ジレンマを経験するが，教員または実習の責任者に相談して適切に対処することが必要である．

E 臨地実習における学生の留意点

　臨地実習は，授業の一形態であるが．それが行われるのは実際の医療現場である．患者にとって学生は，医療提供者として位置づけられている．看護実践にあたっては，日本看護協会が公表している看護者の行動指針となる「看護者の倫理綱領」が参考になるが，さらに，学生は，学内および臨床で受けるオリエンテーションの内容を十分に理解し，それらを守らなければならない．

　実習で留意すべき主たる内容として次のようなものがある．

1 │ 実習の目標，内容，方法を理解する

　本来，医療行為や看護行為は免許を必要とするものである．したがって，免許をもたない学生が経験できる内容には限界はあるが，患者の安全と人権を守ることへの感受性は高めておく必要がある．まず，学生は，実習す

るにあたり，自分にできること，できないこと，知っていること，知らないことを自覚したうえで，適切な指導と助言を求めなければならない．それが，患者だけでなく，自分自身を守ることにもつながる．患者は，学習の準備状態を把握しておらず，同じユニフォームを着用していると，1年生なのか3年生なのかわからないこともある．したがって学生は，患者に対して，実習目標，実習内容・方法を説明し，知らないこと，できないことについては指導者や教員から適切な指導と助言を受けて実施することについて了解を得る．

学生にとって，適宜，報告すること，相談すること，指導を受けることは安全で効果的な実習を行ううえできわめて重要である．

2 安全を守る

患者は，病院に治療，療養を目的として来ている．したがって，患者の安全を守るうえでは，学生が感染源となることのないよう，予防接種を受けたり，過去の接種歴を把握しておく必要がある．また万一，感染の可能性がある場合，正直かつ速やかに教員または指導者に報告しなければならない．

また，学生が計画したこと以外で患者から頼まれたことについて，その場ですぐに対応することは危険なこともある．実施する前に，自分で判断するのが適切か，実施することが可能かということについて指導者や教員に確認する．

3 学生としての心身の健康を守る

臨地実習は，学生にとってやりがいや達成感をもたらしてくれる反面，緊張やストレスも大きい．臨床は，流動的で変化に富んでおり，学生は自分自身で対処することに困難を感じることも少なくない．様々な人とのかかわりのなかで展開される臨地実習においては，時にコミュニケーションがうまくいかないこともある．そのようなときは，できるだけ相手と話し合うことが大切である．

また，実習でかかわる人々から暴力，セクシャルハラスメント，パワーハラスメントなどを受けることも皆無ではない．そのような経験をした場合は，自分一人で悩んだり，抱えこんだりせずに，教員や指導者など信頼できる人に相談することが大切である．

《参考文献》
1) 湯槇ます，薄井坦子，小玉香津子，他訳：看護覚え書，現代社，1984．
2) Henderson,V.，湯槇ます，小玉香津子，訳：看護の基本となるもの，日本看護協会出版会，1961．

第2章

事例をとおして考える症状のある患者への看護

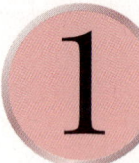

発熱している患者への看護

A 発熱についての基本的な知識

　人間の身体では，脳や心臓，腹部の臓器を周囲の環境の温度変化から守るために，脳の視床下部で体温調節が行われている．この視床下部における体温調節は，あらかじめ設定されている温度を基準に行われている．この設定温度のことを「**セットポイント**」といい，セットポイントが何らかの原因で高く再設定されてしまい，上昇したセットポイントまで体温が上昇した状態を「**発熱（fever）**」という．

　発熱は，上昇したセットポイントまで体温を上げようとして熱産生を行う「**悪寒期**」，体温がセットポイントに達し，高体温が維持される「**高体温相**」，平熱に戻ったセットポイントまで体温を下げようと，体熱を放散させる「**解熱期**」の，3段階に分けられる（図2-1）．

　また，発熱の程度は微熱（37.0〜37.9℃），中等熱（38.0〜38.9℃），高熱（39.0℃〜）に分類され，疾患によって特有の**熱型**（稽留熱，弛張熱，間欠熱）を示すことがあり（図2-2），熱型の観察は，疾患の原因や疾患の経過の判断にも役立つ．

　発熱の原因は，脳血管障害や脳腫瘍などの**機械的刺激**，感染やホルモン異常などの**化学的刺激**，ヒステリーや神経症などの**精神的刺激**など様々である．発熱はエネルギーの消耗が大きく，それ自体が患者に心身の苦痛をもたらす．原因・誘因が不明であっても，発熱の時期や程度により，患者

図2-1 ● 体温調節レベルの変化および症状

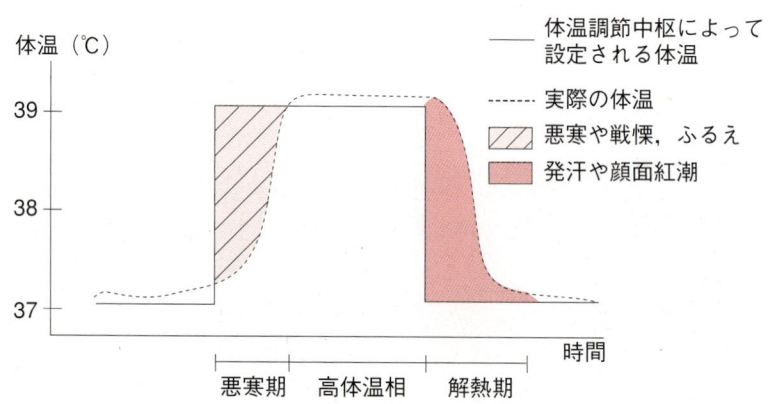

図2-2 ● 熱型と主な疾患

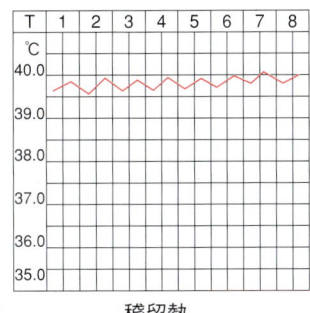

稽留熱
一日の日差が1℃以下で，高熱が持続する
疾患例：肺炎，粟粒結核，腸チフスなど

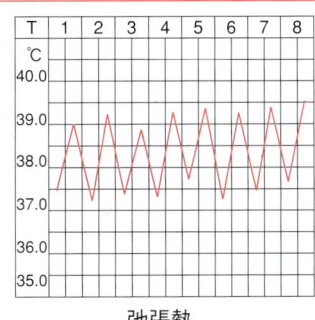

弛張熱
一日の日差が1℃以上で，低いときでも平熱にはならない
疾患例：敗血症，化膿性疾患，悪性腫瘍など

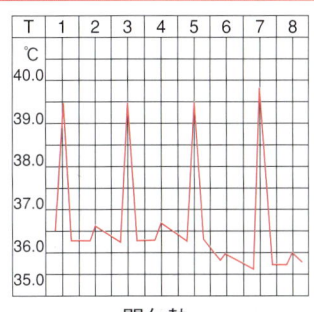

間欠熱
日差が1℃以上で，高熱と平熱を周期的に繰り返す
疾患例：マラリア，回帰熱，薬剤アレルギーなど

にどのような苦痛症状が起こっているのかを把握し，苦痛の緩和に努めることが大切である．

B 発熱によって起こりうる問題と留意点

1 発熱によって起こりうる問題

発熱すると，以下のような身体的変化が現れる．発熱によって起こりうる問題を関連図に示した（図2-3）．

①発熱に伴う代謝の亢進（体温1℃上昇ごとに7〜13％亢進）により，心拍数（体温1℃上昇ごとに7〜10回／分亢進），呼吸数が増加し，心悸亢進，血圧低下，体力消耗，全身倦怠感，顔面紅潮などの随伴症状を生じる．

②発熱時は，体温調節中枢の興奮，代謝の亢進により発汗中枢が刺激され，発汗が増加する．また，高体温に設定されたセットポイントが微熱あるいは平熱に再設定されたとき，上昇した体温を下げるために発汗が増加する．

③発熱時は，体温調節中枢が興奮することにより，摂食中枢が抑制され，消化管運動，消化液分泌が低下する．そのため，食欲低下，悪心・嘔吐，下痢，便秘などが出現する．

④発熱に伴う発汗の亢進，呼吸数増加に伴う不感蒸泄の増加，嘔吐・下痢による水分の喪失により，脱水が起こりうる．

⑤発汗，不感蒸泄の亢進による水分の欠乏や食欲，食事摂取量の低下に

図2-3 ● 発熱によって起こりうる問題の関連図

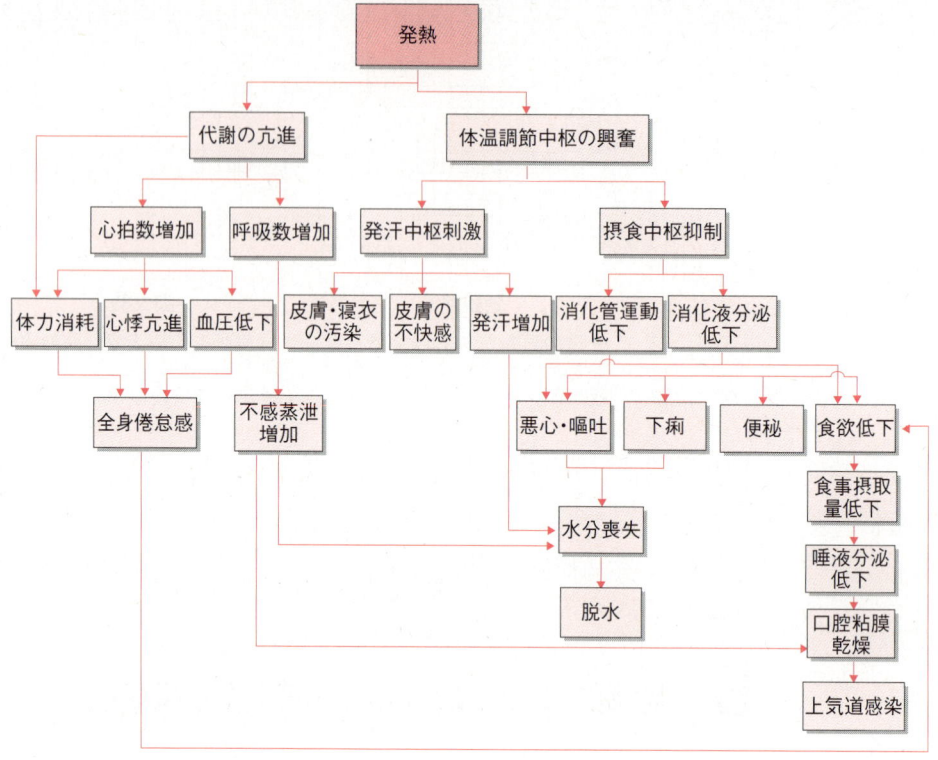

伴う唾液の分泌低下により，口腔粘膜が乾燥し，上気道感染の危険性が高まる．
⑥発熱に伴う発汗の亢進により，不快感や，寝衣の汚染が生じやすい．
⑦発熱はエネルギーの消耗が大きく，それ自体が患者の心身に苦痛をもたらす．また，原因や誘因が不明のままであったり，苦痛症状が持続することで，不安感が強まる．

2 発熱状態にある患者を看護するうえでの留意点

発熱時は以下の点に留意する．
①代謝の亢進に伴う様々な症状を注意深く観察する．
②心身の安静や安楽な体位の保持により，エネルギーの消耗を最小にする．
③適切な移動・移送を行うことで，日常生活行動に伴う事故を予防する．
④十分な水分・栄養の補給により，脱水や栄養状態の低下を予防する．
⑤皮膚や粘膜を清潔に保つことで，不快感を緩和し，感染を予防する．
⑥心理的な援助により，不安感を軽減する．

C 発熱している患者の事例

発熱の原因・誘因は多岐にわたり，発熱の時期や程度により，症状は様々である．ここではリハビリテーション療法中に発熱した患者の事例について考えてみる．

1 患者の紹介

春山さん（仮名）は70歳代，女性，身長155cm，体重39kg．

春山さんは，脳血管疾患の後遺症に対してリハビリテーションを行っている．日常生活上の行動はおおむね自力で行えるようになったが，排泄は，「時々間に合わず，もらしてしまう」と言い，尿取りパッドを使用している．

春山さんの平熱は36℃台であるが，昨日の夕方，突然，悪寒戦慄が起こり，その後，40℃台の高熱になった．発熱に対して解熱剤が与薬されたが，薬が効くまでは苦痛が強く，「夜間はほとんど眠れなかった」と言っていた．夜中から朝方にかけて，発汗が多量にみられ，ぐったりしていた．トイレや洗面所への移動時もふらつき，手すりにつかまっていた．朝になって体温は微熱まで下がったが，食欲もなく，「食べないとよくならない」と無理して摂った食事も嘔吐してしまった．今日も夕方になり，「寒気がしてきたわ．また昨日みたいな高熱が出るのかしら．夜になるのが怖い」と訴えている．

2 患者のとらえ方

春山さんには，昨夜の高熱によるエネルギーの消耗，不眠による疲労が生じている．歩行時のふらつきからも，体力が低下していることがうかがえる．さらに，昨日と同様の症状が現れ始めたことにより，また昨日と同じような苦痛に見舞われるのではないかと，強い不安を抱いている．

春山さんの平熱は36℃台であり，40℃台の高熱は，約4℃の体温上昇であり，相当な体力の消耗が起こっていると考えられる．また，発熱に伴って食欲が低下し，栄養状態の低下，衰弱の危険性があり，さらに，悪心・嘔吐，不感蒸泄の増加に伴い，水分や塩分が不足し，水・電解質のアンバランスや脱水をきたしやすい．特に春山さんは高齢であり，水分や電解質代謝の予備能力が低下しているため，注意が必要な状態である．夜中から朝方にかけて，体温は高熱から微熱へと下降しているが，体熱放散のための発汗が多量にあり，皮膚や粘膜の清潔が保たれていない状態にある．

3 技術の適用

1）観　察

　状態の重症度や経過，治療の効果を判断するためにも観察は重要である．正確な体温測定は，診断や治療の判断に役立ち，随伴症状や検査結果を観察することは，発熱の原因を知る手がかりとなる．春山さんの日常生活行動や経過を観察することにより，原因や誘因をある程度予測し，看護の方向性を明確にする．

（1）バイタルサイン

〔留意点〕
①体温の日内変動を正確にとらえるため，定期的に測定する．
②測定に用いる器具（体温計，血圧計など）は，同一のものとし，同一の条件（体位，測定部位，器具のセッティングなど）で測定する．
③経時的に測定値の変動および症状との関連について把握する．
④治療内容や看護処置の影響を考慮する．
⑤患者の不快感や不安感を考慮する．

〔具体的な方法〕
①「悪寒期」は，春山さんが寒気を感じることがないように，体温測定時や身体を観察する際は，看護師の手指は温めておき，寝具や寝衣の取り扱いにも配慮する．
②腋窩で体温を測定する場合（図2-4）は，発汗の有無を確認し，発汗があれば，汗を拭き取ってから体温計を挿入する．
③春山さんのBMIを算出すると，非常にやせている．また，体力低下により腋窩を密着させることが困難であると考えられるため，反対の手で押さえてもらうように協力を求めるか，腋窩が密着するように介助

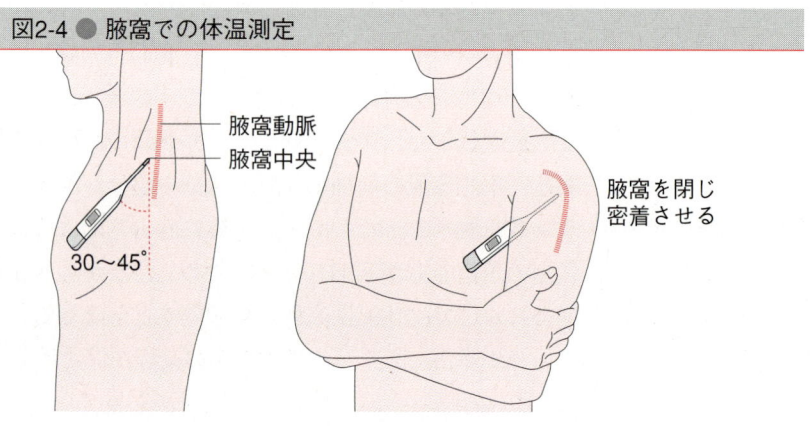

図2-4 ● 腋窩での体温測定

する（図2-4参照）．
④脈拍測定を行う前に，脈拍の左右差がないことを確認する．
⑤体力の低下により，上肢に力が入らない場合もあるため，脈拍測定や血圧計のマンシェットを巻く際は，しっかりと下から上肢を支える．
⑥発熱時は特に，耳元で金属音がするとわずかな音でも不快に感じてしまうこともあるため，ベッド上での血圧計の開閉や測定器具の操作は最小限とする．

（2）発熱の程度と経過，随伴症状の有無

〔留意点〕

発熱の原因や重症度を知り，発熱の程度と経過，随伴症状を併せて確認し，看護の方向性の手がかりにする．

〔具体的な観察項目〕

①全身症状：悪寒・戦慄，鳥肌，体熱感，発汗，倦怠感など
②呼吸器症状：呼吸困難，呼吸音，咳嗽・喀痰の有無など
③循環器症状：息切れ，動悸など
④消化器症状：口内炎，咽頭痛，悪心・嘔吐，食欲不振，便秘・下痢など
⑤水・電解質バランス：尿量，尿比重，口渇，皮膚の乾燥など
⑥神経症状：頭痛，めまい，関節痛，筋肉痛，集中力や意欲の低下など
⑦精神状態：不安，混乱，意欲低下など

（3）検査データ

〔留意点〕

検査データを把握し，他の情報と関連させて分析し，看護の方向性の手がかりを得る．

〔具体的な観察項目〕

①末梢血液検査：Hb，Ht，RBC，WBC，白血球分画，赤沈，CRP，血清総たんぱく質濃度，A/G比，血清たんぱく分画など
②尿検査：たんぱく，糖，ウロビリノーゲン，沈渣
③糞便検査：潜血，便培養
④胸部X線検査

2）安静の保持

春山さんは，夜間の高熱により，あまり眠れていない．朝方のぐったりした様子や，歩行時にふらついている様子からも，倦怠感が強い状態であると考えられる．心身の安静を保ち，エネルギーの消耗を最小にする援助が必要である．

〔留意点〕
①春山さんに安静の必要性を説明し，理解を求める．
②体力の消耗を最小にするため，身体の安静を保つ．
③精神的な興奮は体温を上昇させるため，精神的にも落ち着ける環境を整える．

〔具体的な方法〕
①発熱やそれに伴う随伴症状により，体力が低下しているため，安静が必要であることを説明する．
②安楽枕やクッションを用い，安楽で安定した体位がとれるよう工夫する．また，自力での体位変換が困難な場合は，適宜，体位変換を介助する．
③春山さんの状態や希望に応じて，日常生活行動の援助を行う（各項目参照）．
④定期的に春山さんのベッドサイドへ行き，不安があれば傾聴するとともに，ナースコールがすぐに押せる状態にしておく．
⑤春山さんの苦痛を受け止めながら，検査の目的や方法を，わかりやすく説明する．

3）環境調整

室温などの環境の変化は，保温や体熱の放散に影響するため，室内の空気の清浄化と，室温・湿度の調整・管理を行う必要がある．また，精神的興奮による体温の上昇を防ぐため，落ち着ける静かな環境を整える必要がある．

さらに，高熱時は意識が朦朧とすることもあるため，ベッドからの転落，歩行時の転倒の予防策も必要である．

〔留意点〕
①悪寒期には，体温がセットポイントまで速く到達するよう保温に努める．
②高体温相や解熱期には，体熱の放散が促進されるよう調整する．
③ベッド上での動きや行動範囲に応じ，転倒・転落の予防に努める．
④精神的に落ち着く環境を整える．

〔具体的な方法〕
①室温の調整：春山さんの希望を取り入れながら，悪寒期にはやや高め，高体温相から解熱期にはやや低めの室温に調整する．
②衣類・寝具の調整：悪寒期には温かく保温性の高いものを用い，高体温相から解熱期には薄く通気性のよいものを用いる．
③高体温相から解熱期には，体熱の放散を促進するため，適宜換気を行

い，室内の空気を撹拌（かくはん）する．
④春山さんが必要な物品は，すぐに手が届き，かつ誤って落下させない位置に配置する（水分補給用コップ，ティッシュペーパー，ナースコールなど）．
⑤ベッドからの転落を防ぐため，ベッド柵を設置し，説明する．
⑥歩行時の転倒を予防するために，ベッド周囲を整理整頓する．
⑦歩行時は，転倒の危険性について十分に説明し，看護師が付き添い，転倒防止に努める．体力が消耗している場合は，春山さんと相談して車椅子を使用する．
⑧発熱時は不安に襲われることが考えられるため，春山さんが希望すれば夜間も弱い照明をつけておく．

4）栄養補給

春山さんには，食欲低下や嘔吐があるため，消化吸収機能の低下に留意し，摂取しやすい食べ物，飲み物を用意する必要がある．また，発汗の増加や嘔吐により，水・電解質のアンバランスをきたしていると考えられるため，栄養，水分・電解質の補給が必要である．

〔留意点〕
①飲食の際は，誤嚥しないよう安全かつ安楽な体位を整える．
②刺激の少ない，消化のよい飲食物の摂取を勧める．
③水分摂取とともに，塩分摂取も促す．
④可能であれば，高たんぱく質，高エネルギー，高ビタミンの飲食物の摂取を勧める．

〔具体的な方法〕
①春山さんの好みを把握し，食事のメニューを確認する．
②無理強いをせず，口当たりがよく，食べられるものから少量ずつ食べるよう勧める．
③発熱期には温かいもの，高体温相から解熱期は，冷たいもののほうが摂取しやすいため，発熱の時期に応じた温度の飲食物を用意する．
④春山さんが欲しいときにいつでも飲めるように，お茶やイオン飲料などを手の届くところに用意しておく．
⑤口腔内が乾燥していたり，汚染していたりすると，食欲がますます低下するため，口腔内を清潔にする（「6）口腔ケア」参照）．

5）移動・移送の援助

発熱時には，原因を特定するための検査が複数行われるため，診察室や検査室に移動する回数が増える．春山さんは，移動時にふらつくほどに体

力が消耗している．また，排泄が「時々，間に合わない」ため，移動時に不安やあせりを伴うと考えられる．したがって，安全で安楽な移動の介助により，体力の消耗，疲労を最小にすることが必要である．

〔留意点〕
①移動に伴う心身の疲労を最小にする．
②移動時の温度変化に対する不快感を最小にする．
③移動に伴い，他者の目に触れる機会が多くなるため，春山さんの尊厳を損なわないように注意を払う．

〔具体的な方法〕
①検査室や診察室など，病室から遠い場所へ移動するときは，体力が低下していることにより，転倒の危険があることや，安静の必要性を十分に説明し，了解を得たうえで，車椅子で移送する．
②トイレや洗面所など，病室に近い場所への移動時はそばに付き添い，必要に応じて春山さんと相談し，車椅子を準備する．
③トイレへの移動時のふらつきが強く，危険であると判断された場合は，ベッドサイドにポータブルトイレを設置する．
④ポータブルトイレを設置する際は，以下の点に注意する．
・ベッドの足元側に設置する．
・消臭剤などを利用し，臭気が気にならないようにする．
・排泄時の跳ね返りや音が気にならないように，トイレ内にトイレットペーパーを敷いておく．
・排泄時から排泄後は，病室の換気を行う．
・排泄後は速やかに排泄物を処理し，手を清潔にする．
⑤室温の差による寒気を感じないよう，上着や膝掛けを着用する．
⑥頭髪や衣服を整えてから病室を出る．

6）口腔ケア

発熱時は，呼吸数の増加に伴う不感蒸泄の亢進により，口腔粘膜が乾燥しやすい．また，食欲・食事摂取量の低下により，唾液の分泌が減少し，口腔内の自浄作用が低下する．口腔内の汚染により上気道感染を引き起こす可能性があるため，口腔内の清潔・湿潤を保つ必要がある．

〔留意点〕
①口腔内の状況に応じた口腔ケアを行う．
②悪心・嘔吐を誘発しないように注意する．
③口腔内のみではなく，口唇や手指の清潔も保ち，感染予防に努める．

〔具体的な方法〕
①口唇，口腔粘膜の乾燥や汚染の状況，口内炎や傷の有無を確認する．

②いつでも含嗽ができるように，水と含嗽用膿盆をベッドサイドに用意しておく．
③口腔内の炎症・傷，悪心の有無を確認し，必要に応じて，口腔ケア用品を選択する．
・口腔内に炎症や傷がない場合は，歯ブラシを用いる．
・春山さんの希望を確認しながら，歯磨き剤を使用する．
・口腔内に炎症や傷がある場合は，損傷の拡大を防ぐため，湿ったガーゼやスポンジ歯ブラシ，綿棒などを用いる．

7）寝衣交換，身体の清潔

発熱時は発汗などにより不潔になりやすい．また，多量の発汗は寝衣や寝具を湿潤させ，不快感をもたらす．春山さんは多量の発汗があり，身体の清潔が保たれていない状態である．さらに，体力の低下も著しいため，体力の消耗の程度に合わせて，身体の清潔を保つ援助が必要である．

〔留意点〕
①春山さんの体力の消耗などの状態に合った清潔の援助を行う．
②体力の消耗が増強しないように，短時間で手早く行う．
③身体の清潔を保つことで，感染症を予防する．

〔具体的な方法〕
最も望ましい方法は，発汗による不快感が生じるたびに，全身清拭と寝衣交換を行うことであるが，高熱で意識が朦朧（もうろう）としているときや，体力が消耗しているときは，それらの援助によってさらに疲労や体力の消耗を招くことがある．したがって，春山さんの苦痛が強いときは，寝衣交換か清拭の一方のみを行い，状態が落ち着いたときに両者を一緒に実施するとよい．また，患者の苦痛の程度や要望，汚れの程度を確認し，洗髪や陰部の清潔の援助なども行う必要がある．

■寝衣交換
①春山さんの了解を得て，肌ざわりがよく，汗を吸収しやすい素材の寝衣を準備する．
②苦痛や疲労が強いときは，肌と寝衣の間にタオルを挿入しておき，発汗時にタオルのみを交換する．
③発汗に伴う皮膚の湿潤により，皮膚と寝衣の滑りが悪くなるため，袖を抜くときや通すときは，布に十分なゆとりをもたせ，迎え袖をして通すようにする．
④皮膚が湿潤しており，冷感を感じるため，乾いたタオルなどで覆った状態で汚れた寝衣を脱ぎ，タオルで汗を拭き取ってから清潔な寝衣を着せる．

⑤体位の保持が困難である場合は，看護師2人で行い，1人が春山さんを支え，もう1人が手早く寝衣交換をする．

■清拭
① 肌の露出を最小限にするため，上半身と下半身を分けて清拭する．
② 清拭時は乾いたタオルなどで覆い，必要な部分のみを露出して行う．
③ 疲労や体力の消耗により，上肢や下肢に力が入りにくいため，四肢の清拭時は下から支える．
④ 患者の疲労が最小限になるよう，手早く清拭する．
・看護師2人以上で行い，役割を分担して実施する．
・沐浴剤を使用するなど短時間で行えるように工夫する．
・苦痛や疲労が強いときは，発汗が多い部分のみ清拭する．
⑤ 皮膚と皮膚が接する部分（腋窩，頸部，大腿内側など）や，長時間下側になっていた部分（背部など）は，特に汚れが強いため，ていねいに清拭する．

■洗髪
① 移動に伴う負担を軽減するため，ベッドサイドで洗髪車を用いて手早く行う．
② 洗髪時の腹筋の緊張を緩和するため，膝下に安楽枕を挿入する．
③ 寝衣やリネンをぬらさないように，襟元や枕元に防水処置を行う．
④ シャワーの湯の温度や，洗う強さなど，春山さんの好みを確認しながら実施する．
⑤ 過度な振動が加わらないように，頭部を支えながら洗う．
⑥ 洗髪後は，すぐに十分に乾燥させる．

■陰部の清潔
① 陰部の清潔の必要性を十分に説明する．説明の際，声の大きさに注意を払い，春山さんの自尊心を傷つけないようにする．
② 尿失禁の有無，尿取りパッドの汚染状況を確認する．
③ 尿失禁や尿取りパッドの汚染があった場合には，陰部洗浄を行い，陰部を清潔にする．
④ 陰部洗浄を行う際は，春山さんの羞恥心に配慮し，カーテンやスクリーンを使用する．

8）温罨法

春山さんは夕方から夜間にかけて生じた悪寒戦慄に対して，強い苦痛と不安を感じている．このような悪寒期には，温罨法などにより，体温を早くセットポイントまで上昇させる援助が必要である．表2-1に罨法の種類をまとめた．

表2-1 ● 罨法の種類

温罨法	湿性	温湿布，ホットパック，温パップ，蒸しタオル，部分温浴など
	乾性	湯たんぽ，電気あんか，かいろ，電気毛布，CMC商品*など
冷罨法	湿性	冷湿布，冷パップ，アクリノール湿布，部分冷浴など
	乾性	氷枕，氷嚢，氷頸，CMC商品*など

*carboxy methyl celluloseの略．温水にも冷水にも溶ける水溶性高分子化合物を使用している．温めると温罨法，冷やせば冷罨法として用いることができる．

〔留意点〕
①悪寒期を予測して，温罨法の準備をしておく．
②できるだけ熱放散を抑制し，春山さんが効率的に熱産生が行えるような援助をする．
③患者に寒さを感じさせないように配慮する．
④温罨法の実施時は，低温熱傷に十分注意する．

〔具体的な方法〕
①悪寒やふるえが起こる前に，湯たんぽもしくは電気毛布でベッドを温めておく．温罨法貼用から皮膚温が最高温度に達するまでに20～30分要することを考慮し，準備する．
②熱放散を抑制するために，衣類や掛け物を増やし，保温に努める．
③衣類や掛け物をめくるときは静かに行い，ベッド内の温まった空気が逃げないように注意する．
④温罨法器具への接触による低温熱傷を起こさないように，皮膚から10cm程度離れた位置に貼用する．
⑤貼用時に，温罨法器具に直接触れないこと，熱く感じたらすぐに除去することなど，事故の回避方法について十分にわかりやすく説明する．
⑥貼用後は，春山さんの体温や貼用部位の皮膚温の変化，貼用部位の皮膚色の変化，寒気やふるえなどの自覚症状を経時的に観察する．

温罨法の代表「湯たんぽ」

発熱の悪寒期に行う温罨法の代表的な道具に「湯たんぽ」があります．
中国では唐の時代から湯たんぽが存在し，「湯婆子（tangpozi）」や「湯婆（tangpo）」とよばれていたそうです．「婆」は「妻」の意味で，妻の代わりに抱いて寝ることからついた名称だといわれています．語源からも，温かさが伝わってきますね．

⑦体温が上昇し，悪寒やふるえが治まったら，温罨法を中止し，高体温相から解熱期への援助に移行する．

9）冷罨法

春山さんの場合，夜中から朝方にかけて多量の発汗がみられたため，この時期が解熱期であると考えられる．体温の変化や全身症状の変化に応じて，安全かつ適切に冷罨法（表2-1）を行う必要がある．

〔留意点〕
①適切な時期に冷罨法を実施する．
②状態に応じた貼用部位を選択し，適切に貼用する．
③冷罨法に伴う事故に注意する．
事故の例：
・カバーが湿っていたり，はずれていたりすると，熱伝導効率が高まり，局所を冷やしすぎてしまう．
・留め具と皮膚が接触していると，留め具がはずれたり，褥瘡を形成したりする．

〔具体的な方法〕
春山さんの状況や目的によって，用いられる冷罨法の方法が異なる．ここでは，局所的な心地よさをもたらす氷枕，熱放散を促進するための氷嚢について説明する．
①氷枕：
・春山さんの体温の上昇が止まり，「身体が熱い」「頭が痛い」「頭がボーっとする」などの訴えに対して，氷枕を貼用する．
・氷枕の貼用は，肩を冷やさないように，また，留め具が皮膚に接触しないように注意する．
・氷の溶解に伴い空気が発生する．空気は熱伝導効率を低下させるだけでなく，頭部を不安定にさせるため，適宜，空気抜きを行う．
・経時的に，汗や結露による湿潤の有無，カバーが確実に掛かっているか否か，留め具が皮膚に接触していないかどうかを確認する．
②氷嚢：
・解熱薬を与薬後，発汗などの体熱を放散しようとする反応を認めたら，氷嚢を用いて太い動脈が表在する部位（頸部，腋窩，鼠径）を冷却する．
・乾いたカバーを掛け，貼用部位の汗をよく拭き取ってから貼用する．
・氷嚢貼用中に，過度な冷感や違和感を自覚したら，すぐに氷嚢を除去し，看護師に知らせるよう，事故の回避方法について十分に説明する．

4 演習課題

①発熱の型（稽留熱，弛張熱，間欠熱）の特徴によって，援助方法にどのような工夫が必要となるか考えてみよう．
②意識障害のある患者への発熱時の援助として，温罨法，冷罨法を実施する際の留意点をそれぞれ考えてみよう．
③インフルエンザによる発熱で，隔離されており，強い関節痛を訴える患者への看護援助を考えてみよう．

2 倦怠感を訴える患者への看護

A 倦怠感についての基本的な知識

　倦怠感（fatigue, malaise）とは，何か行動を起こすための体力やエネルギーがない状態を意味している．一般に言う「だるさ」のことである．身体だけがだるい場合もあるが，心身ともに消耗感があり，重く，力が入らない場合が多い．病的な倦怠感は，運動などの筋肉疲労によるだるさと異なり，活動せずにじっとしていても疲労感や消耗感があり，身体を動かす気力や活力がない状態である．

　倦怠感には，筋肉疲労や浮腫などによる局所的な倦怠感と，全身的な倦怠感（**全身倦怠感**）がある．

　全身倦怠感が生じる原因には以下のものがある．
①貧血，低血圧，栄養障害，脱水状態，睡眠障害など
②心肺疾患，内分泌・代謝疾患，血液疾患，悪性腫瘍，感染症，膠原病など
③精神疾患：神経症，うつ病，パニック障害，身体化障害など
④薬剤の副作用：睡眠薬，β遮断薬，筋弛緩薬，抗うつ薬，麻薬，アルコールの過飲，薬物乱用など

　倦怠感は，患者の主観的な症状であり，外観からは把握することは難しいため，見過ごされやすく周囲の人に理解されにくい．特に，原因となる疾患が明確でなく，検査値の変化がみられない場合には，「気のせい」「やる気がない」など，気力がないとみなされることもある．しかし，倦怠感は全身的な疾患や精神疾患の身体症状である場合もあるため，受容的態度で接し，生活歴も含めて全体像をとらえることが重要である．

B 倦怠感によって起こりうる問題と留意点

1 倦怠感によって起こりうる問題

　倦怠感によって起こる身体への影響は以下のとおりである．
①活動量の減少により，食欲低下や便秘，換気量の減少や沈下性肺炎などを誘発し，全身状態を悪化させるおそれがある．
②自発的な身体活動量の減少により，筋力低下や関節の拘縮など，廃用症候群を引き起こしやすくなり，セルフケア能力が低下する可能性が

高くなる．特に高齢者の場合は，数日間寝たきりでいるだけで全身の廃用が進行しやすい．
③身体活動量の減少は精神活動の低下にもつながる．その結果，注意力や周囲への関心が低下をきたし，それにより認知障害や昼夜逆転などを引き起こす可能性がある．
④気力がなくなり，回復意欲，闘病意欲が低下する．

2 倦怠感のある患者を看護するうえでの留意点

倦怠感がある患者への援助として，以下の点に留意する．
①バイタルサインや全身状態を注意深く観察し，倦怠感の程度を把握する．
②安楽な体位を保持し，体力の消耗を最小にする．
③安全で快適な環境を整え，無理のない範囲で日常生活行動（activities of daily living；ADL）の自立を図る．
④食事の援助を行い，栄養状態を改善する．
⑤活動と休息のバランスを整える．
⑥受容的態度で接し，心理的にサポートする．
⑦身体を清潔にすることへの関心が低下しやすいため，負担が少ない方法を工夫する．

C 倦怠感のある患者の事例

倦怠感を引き起こす原因には多くのものがあるが，貧血と栄養状態の低下をきたしたことにより倦怠感を訴えている患者の事例について考えてみる．

1 患者の紹介

夏川さん（仮名）は80歳代，女性．3か月前に胃癌のため，胃を部分切除した．一人暮らし．長男の話によると，実家を訪ねたところ，夏川さんがぐったりしていることに驚いて病院に連れていったところ，脱水と貧血があることがわかったため入院した．入院後，夏川さんは「からだが重くてだるいから寝てばかりいた．立つとふらふらしてからだに力が入らないから，お風呂にもしばらく入っていない．からだがだるくて眠れない．ぐっすり眠りたい」と話している．夏川さんは，身長155cm，体重43kg，BMI17.9で，体重は前回の退院時より3kg減少している．血液データ（TP, Alb, RBC, Hb, Ht）は貧血と低栄養状態を示している．食事は全粥食が開始されており，粥は半分程度摂れているが，副食は1口程度しか食

べられていない．「手術をしたら，何でも食べられるようになると思っていたのに……．胃の手術をしてから，何を食べてもおいしくないし，食べる気になれない」と言っている．夏川さんは食事のときだけ義歯をつけている．

2 患者のとらえ方

　夏川さんは，体重減少（BMI 17.9），血液検査データの結果からみて，貧血（「貧血」の項を参照），栄養状態の低下がみられ，倦怠感はそれによるものと考えられる．また，高齢で予備能力の低下や倦怠感に伴う不眠，清潔などのセルフケア能力の低下が現れている．夏川さんは，胃の手術を受けて退院した後の食事管理が上手くいかなかったこと，高齢で予備能力が低いこと，一人暮らしであることなどにより，今回のような状態におちいったものと考えられる．

3 技術の適用

1）バイタルサインの測定と観察

〔留意点〕
①貧血，低栄養状態で体力が低下しているため，血圧低下，呼吸状態の変化に注意するとともに，血液検査のデータ（TP, Alb, RBC, Hb, Htなど）を把握する．
②活動時の息切れ，表情，身体の動かし方を観察し，倦怠感の程度を把握する．
③倦怠感について，夏川さんの言葉で表現してもらう．

〔具体的な方法〕
①夏川さんに説明し，了解を得てバイタルサインを測定する．
②安定した姿勢で測定できるように体位を整える．
③夏川さんに倦怠感の程度について話してもらう．
④日常生活活動と倦怠感の関連について夏川さんに確認する．

2）安楽な体位の調整

〔留意点〕
①夏川さんの意見を聞きながら安楽な体位を工夫する．
②夏川さんが長時間にわたり，同一体位を取ることのないように配慮する．

〔具体的な方法〕
①ファーラー位をとる場合は，身体がずり落ちないように膝関節を屈曲

する．その際，膝下に枕を入れて下肢を支える．
②枕などで身体を支えて基底面積を広くする．
③下肢の倦怠感が強い場合は下腿の下に枕を入れて挙上し，静脈血の還流を促す．

3）環境調整

〔留意点〕
①夏川さんが安全で快適に過ごすことができるように環境を整える．
②気分が落ち込まないように気分転換の方法を工夫する．

〔具体的な方法〕
①ナースコールや必要なものを夏川さんの手が届く位置に置く．
②ベッドの高さを，夏川さんが昇り降りしやすい高さに調節する．
③ベッドからの転落を防止し，体位変換，移動時の支えとするために，夏川さんの了解を得てベッド柵を設置する．
④夏川さんがベッドサイドに降りた際につまずかないように，ベッドの周囲を片づけ，障害になる物を置かないようにする．
⑤落ち着いて休めるように，夏川さんの希望を聞きながら，室温，湿度，明るさなどの室内環境を調整する．
⑥訪室した際には，夏川さんの気分転換が図れるような話題を提供する．
⑦夏川さんが移動時，ふらつきなどで転倒しないように安全な環境を整える．

4）清潔の援助（シャワー浴，清拭，足浴，口腔ケア）

〔留意点〕
①倦怠感の程度に応じて，夏川さんと話し合いながら，短時間でエネルギーの消耗が少ない方法を選択する．
②夏川さんの心理状態を察し，快刺激を与え，気分転換の機会として活用する．

〔具体的な方法〕
■シャワー浴
①浴室の準備：脱衣室と浴室を24～26℃に温める．
②夏川さんと会話をしながら，ゆったりした気分で行えるように配慮する．
③夏川さんの息切れ，顔色，口調の変化に注意し，手際よく行う．
・倦怠感が強い場合は，負担が少なく短時間ですむように，シャワー用のストレッチャーを用いて臥位で実施し，洗髪も同時に行う（図2-

図2-5 ● シャワー用ストレッチャーを用いた清潔の援助

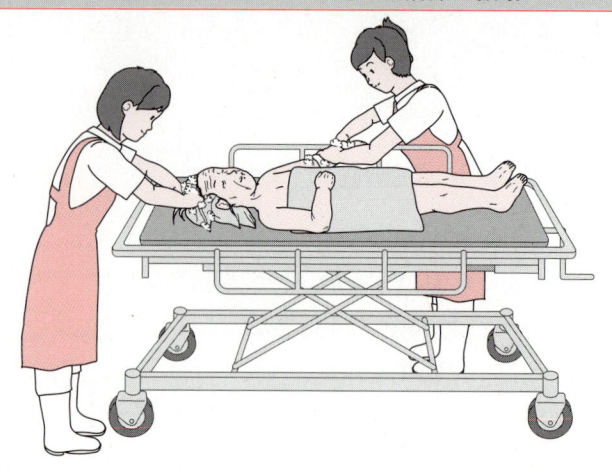

5).
・座位で実施できると判断した場合は，背もたれがあり安定感のある椅子を脱衣室と浴室に用意し，椅座位で実施する．
④浴室では，安定して座ることのできる椅子（シャワーチェア）に腰掛けてもらい，安定した姿勢を保つ．
⑤夏川さんの反応をみながら，負担にならない範囲で上肢や胸部，腹部などを夏川さん自身が洗うように促し，背部，殿部，下肢を洗うのを介助する．
⑥シャワー浴が終わったら，タオルで速やかに水分を拭きとり，気化熱による体力の消耗を防ぐ．

■清拭
①夏川さんの倦怠感が強く，シャワー浴ができない場合は清拭を行う．
②短時間で行えるように，準備を整える．
③夏川さんの皮膚の状態や倦怠感の強さに応じて，洗浄剤（石けん，沐浴剤など）を選択する．皮脂による汚れがなく皮膚が乾燥している場合は保湿効果があり，拭き取りが不要な沐浴剤を使用する．
④1回で全身を清拭するのではなく，上半身と下半身に分けて清拭するなど，負担の軽減を図る．
⑤皮膚温が低下すると体力を消耗するため，清拭中は夏川さんの皮膚を露出する時間を短くし，水分を拭き取り，被覆する．
⑥夏川さんの状態を観察しながら，背部に温罨法を施行し，マッサージする．

■陰部の清潔ケア
①夏川さんが車椅子でトイレに移動することが可能であれば，便器の洗

浄機能を活用して洗浄してもらう．
②トイレまで移動できない場合は，臥位で便器を挿入して陰部洗浄を行う．

■寝衣交換（パジャマ）
①夏川さんがシャワー浴や清拭を実施する際に寝衣を交換する．
②夏川さんにファーラー位あるいは座位になってもらい上着を交換した後，仰臥位に戻ってもらいズボンを交換する．
③上肢から点滴をしている場合の上着の交換（図2-6）
・脱衣：夏川さんの点滴をしていない腕の袖を脱ぎ，点滴しているほうの腕から袖を脱がせる．点滴しているほうは，袖をまとめて持って脱がせた後，点滴ボトルを通す（健側から患側への原則を応用）．
・着衣：清潔なパジャマの袖の中側から点滴ボトルを通した後，夏川さんの腕を袖に入れて通す．その後，点滴していないほうの腕に袖を通す（患側から健側への原則を応用）．

■足浴
①疲労を防ぐために，湯の温度はぬるめ（39℃程度）にし，15分以内で行う．
②夏川さんの足を温めることにより，身体全体の血行が促進され，温まるため快適感があり，倦怠感の緩和に効果的であることを説明し，了解を得る．
③就寝前に足浴，フットケアを行うと，入眠を促す効果が期待できる．
④背もたれのある椅子に腰掛けてもらい，安定した姿勢で行う．足浴用バケツや足浴器を用いて，下腿全体を湯に浸す．
⑤夏川さんの倦怠感が強く椅座位で実施することによる負担が大きい場合は，仰臥位で行う．膝を屈曲した状態を安楽に保つために，夏川さんの膝下に枕を挿入して支えて安定させる．膝の屈曲角度は，足底が

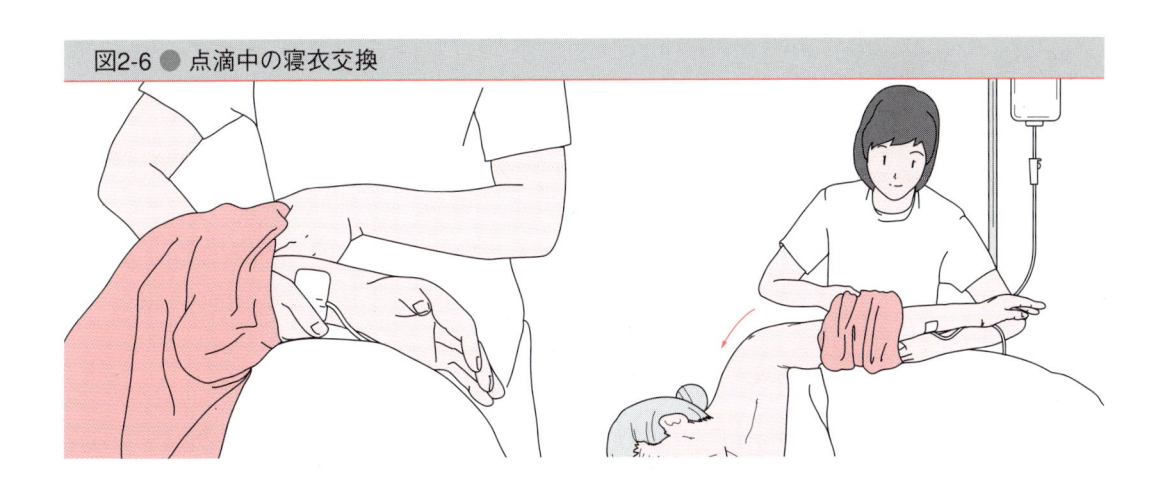

図2-6 ● 点滴中の寝衣交換

図2-7 ● 義歯の洗浄

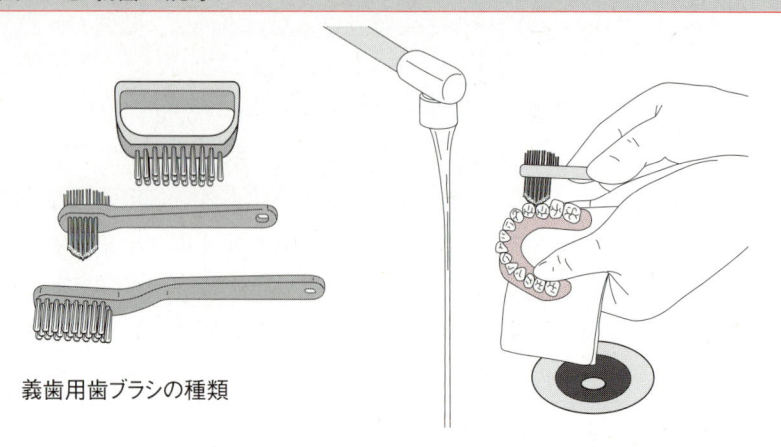

義歯用歯ブラシの種類

　　足浴用ベースンの底に着くように調整し，下肢を安定させる．
⑥夏川さんの足を湯から出した後は，気化熱による皮膚温の低下を防ぐために，素早く被覆して水分を拭き取り，保温する．趾間に水分が残らないように注意する．
⑦夏川さんが好むアロマオイルを用いると，リラクセーション効果が高まる．
⑧足浴の後，夏川さんのつま先から下肢全体をマッサージする．
⑨夏川さんの趣味などを話題に楽しい会話ができるようにする．また，入院生活についての思いや，倦怠感の程度の変化などについて情報収集する．

■口腔ケア
①口腔内の清潔を保つとともに，唾液の分泌を促進して食事を摂りやすくする．
②毎食後，義歯をはずして洗浄する（図2-7）．歯ブラシで歯と歯肉をブラッシングする．
③口腔内の状態について，舌苔や口内炎などの異常がないか，義歯の不具合はないかなどを観察する．

5）食事の援助

〔留意点〕
①夏川さんは，貧血，栄養低下があるため，貧血を改善するものを勧めるが，好きなものを取り入れて，少しずつでも食事摂取量を増やすように援助する．
②自宅における夏川さんの食生活や，食事についての思いを聞きながら，具体的にわかりやすく食事の摂り方について説明し，理解が得られる

ようにする．
③夏川さんは高齢であり，体力低下や倦怠感により意識が清明でないと誤嚥する危険がある．そのため，食事のときは座位とし，誤嚥しないように姿勢を整えて嚥下状態を観察する．また，ゆったりした気分で楽しく食事ができるように環境を整える．

〔具体的な方法〕

①説明
・夏川さんに経口的に栄養を摂取する必要性を説明する．

②環境調整
・夏川さんの希望を聞きながら食欲が出るような環境を整える．
・倦怠感が軽減している場合，ベッドから離れて外の景色を見たり，会話ができる環境での食事を勧め，気分転換を図る．

③口腔内の観察
・夏川さんは「食べ物の味がしない」と言っているため，舌苔の有無など，口腔内を観察する．
・義歯が合っているかどうか夏川さんに確認する．

④味つけの工夫
・夏川さんの好みの味つけを聞き，副食の一皿をはっきりした味つけにするなどして，味覚を刺激する．
・食事制限はないため，家族に夏川さんが好むものを差し入れてもらうよう提案する．

⑤胃切除術後の食事に関する指導
・前回退院後の自宅における夏川さんの食事の摂り方について情報を収

倦怠感の緩和のためのマッサージ

倦怠感を緩和する援助として，マッサージがあります．マッサージを行うことにより，毛細血管とリンパ液の循環が促進するため，身体が温かくなり，筋肉の緊張がほぐれるので，心身ともにゆったりして，リラクセーション効果が期待できます．患者の好むアロマオイルを使うとさらにその効果が高まります．また，援助者の手が直接，患者の皮膚に触れるのでタッチングの効果もあります．援助者にとっては，患者の皮膚の状態や筋肉の緊張などを察知することができます．

このように，マッサージには様々な効果が期待できますが，注意も必要です．たとえば，皮膚に傷や発疹，腫脹などの異常がみられたり，静脈怒張がある場合，疼痛がある場合は，症状を悪化させるおそれがあります．そのような場合は，マッサージを控えて医師に相談しましょう．

集し，問題を家族も含めて話しあう．
・必要に応じて栄養科と連絡をとる．
・胃切除術後は，食欲，空腹感，満腹感を感じにくいため，食事の時間と食事量を決めて食べることを勧める．
・食事の摂り方：しっかり咀嚼して，ゆったりした気分で食べるよう指導する．
・飲み物を先にたくさん摂ると胃が充満するため，固形物から先に食べるよう説明する．
・水分の摂り方：食事と食事の間に，少しずつ摂るように勧める．

6）移送の援助

〔留意点〕
①夏川さんは80歳代なので，特に関節拘縮，筋力低下を招きやすいため，倦怠感の程度に合わせてADLの範囲で身体を動かす機会を設ける．
②日中，傾眠状態で過ごすと，生活リズムが乱れて不眠となるため，夏川さんを適宜，訪床して刺激する．
③病室の外に出ると，変化や刺激があり気分転換になることもあるので，散歩などを提案し夏川さんの状態に応じて移動の援助を行う．

〔具体的な方法〕
■下肢の関節可動域の保持，筋肉の柔軟性の保持の運動
①夏川さんの倦怠感が強いときには，臥位で行う．
②清潔の援助の際は，意識的に夏川さんの関節を動かすようにする．
③足浴の際に足関節と膝関節の屈曲・伸展運動をし，関節拘縮を予防する．
④倦怠感が軽減して椅子に腰掛けていられるようになったら，夏川さんに安定した姿勢で足踏みをしてもらう．

■歩行・移動の援助
①車椅子に乗ることができるときは，夏川さんを車椅子でトイレに移動する．
②散歩：気分転換も兼ねて車椅子での散歩を提案する．
③倦怠感が軽減しているときに，歩行器を用いて歩行を促す．

4 演習課題

①発熱のために倦怠感があり，頭髪が汚れているのに洗髪を拒否する患者への援助方法について考えてみよう．
②下肢の倦怠感が強いために，歩行することに消極的な患者への援助方法について考えてみよう．

3 痛みのある患者への看護

A 痛みについての基本的な知識

痛みは,「組織の実質的あるいは潜在的な障害に結び付くか,このような障害を表す言葉を使って述べられる**感覚情動体験**である」(国際疼痛学会)と定義されている.また,痛みは主観的な感覚であり,「現にそれを体験している人が表現するとおりのものであり,それを表現したときにはいつでも存在するもの」である[1].痛みの感じ方には,その人の過去の痛みにかかわる経験や感情の程度,**耐痛域**が影響を及ぼすため,個人差がある.疼痛閾値はたいてい一致していることが多いが,耐痛域は性別や年齢,育ってきた環境などに影響を受け,これが痛みの感じ方の個人差となる.

痛みは,**急性痛**,**慢性痛**,**難治性疼痛**に分けられる(表2-2).それぞれの痛みの特徴を理解し,適切に対応する必要がある.

B 痛みによって起こりうる問題と留意点

1 痛みによって起こりうる問題

痛みによって起こる身体への影響は以下のとおりである.
①痛みは交感神経を興奮させアドレナリンの分泌を促すため,血圧上昇,心悸亢進,筋の緊張を招く.痛みにより嘔吐神経が刺激を受け悪心・嘔吐を生じることがある.
②痛みを我慢したり緩和しようとすると,自然に一定の体位や姿勢をとるようになる.同一体位や同一姿勢の保持は,褥瘡発生のリスクを高めたり,筋肉痛や圧迫痛などを生じる.

表2-2 ● 痛みの種類と特徴

痛みの種類	特徴
急性痛	一過性で,治療により痛みの原因を除去すると消失する
慢性痛	治療により痛みの原因を除去しても痛みが持続する
難治性疼痛	痛みの原因を除去することが難しいもの 例:癌性疼痛,中枢神経障害による痛み

1) McCaffery Margo, 中西睦子訳:痛みを持つ患者の看護(Nursing Management of the Patient with Pain), 医学書院, 1991, p.11.

③激しい痛みによりショックを起こすことがある．
④痛みがあると痛みに注意が集中し，睡眠が障害されやすい．
⑤痛みによる自律神経系の乱れは，胃腸運動を低下させ，食欲の低下や便秘を引き起こす．
⑥痛みの増強や持続する痛みは活動耐性を低下させ，日常生活を困難にする．
⑦激しい痛み，持続する痛みは，それによる不安に加えて死に対する不安や恐怖を強める．
⑧死や痛みに対する不安や恐怖は，周囲への不満につながり，環境からの刺激に敏感になるため，怒りっぽくなったり，いらいらして感情が動揺しやすくなる．それが自律神経のバランスを乱し，さらに痛みを増強させるという悪循環を招き，その人がその人らしく存在することを困難にする．

2｜痛みのある患者を看護するうえでの留意点

痛みがあるときは以下の点に留意する．
①痛みは主観的な感覚であるため，訴えを聴くこと，認めることが重要である．
②痛みは可能なかぎり緩和・軽減し，その人の生活の質を保つことができるように援助する．
③痛みは可能なかぎり緩和・軽減し，痛みによって生じる2次的な障害を予防する．
④痛みに対する治療は患者の同意と協力を得ながら進める．

C 慢性痛の患者の事例

痛みを引き起こす原因にはいくつかあるが，ここでは，慢性痛の患者の事例について考える．

1｜患者の紹介

秋谷さん（仮名）は45歳，男性．秋谷さんは腰痛に悩まされてきた．椅子に座った姿勢を続けたり，重い物を持つと腰痛が増強し，動くこともままならず，仕事を休まなければならない．いつ痛くなるかという不安があり，立ったり座ったり，着替えたりという日常的な動作にも不安を感じている．

昨日も腰痛のため仕事を休んだが，今日は休んでばかりいられないと無理して出勤した．しかし，外出先で痛みが増強してしまい，救急外来を受

診したところ，入院となった．

2 患者のとらえ方

　秋谷さんは，腰痛のため自力で動くことが困難になり，日常生活に支障をきたしている．このままでは仕事を継続することも難しい状態であり，45歳という年齢から社会的役割への不安も大きいであろう．そこで，秋谷さんの痛みによる苦痛を軽減し，元の生活に戻ることができるよう援助する必要がある．また，いつ腰が痛くなるかわからないという不安を抱えながら毎日を過ごしているが，これはいらいらや集中力の低下につながる．このような痛みの悪循環を絶ち切り，通常の生活を送ることができるように援助する必要がある．

3 技術の適用

1）痛みの観察

〔留意点〕
①痛みは主観的な感覚であるため，秋谷さんの訴えを傾聴するとともに客観的なデータ収集も行う．
②秋谷さんの痛みの経過（変化）を把握できるようにする．

〔具体的な方法〕
①秋谷さんの痛みの部位，範囲を把握する．
②秋谷さんの痛みの程度，種類，持続時間を把握する．
③秋谷さんの腰痛を増強する要因，軽減する要因を把握する．
④痛みの評価方法：バス（visual analog scale；VAS）やフェイススケールを活用し（図2-8），痛みの部位や程度，種類，持続時間，訴えの内容について把握する．初期アセスメントを行うとともに，経時的な変化を観察・記録することが疼痛コントロールには重要である．

2）痛みの増強因子を除外する

〔留意点〕
①秋谷さんの腰痛が増強する因子を除外し，痛みを軽減する．
②腰痛が増強する因子を秋谷さん自身が理解し，痛みを増強させず，軽減する方法を実行できるよう指導する．

〔具体的な方法〕
①どのようなときに秋谷さんの腰痛が出現・増強するのかを明らかにする．
②秋谷さんに痛みの増強因子を除外するために下記の項目を実行しても

図2-8 ● 痛みの評価スケール

数字による痛みの強さスケール

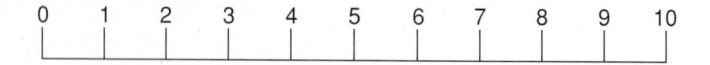

0　1　2　3　4　5　6　7　8　9　10

VAS（visual analog scale）

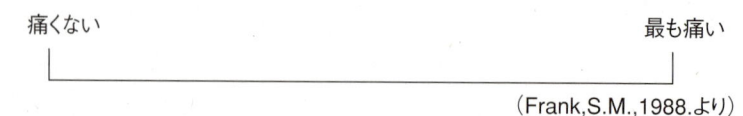

痛くない　　　　　　　　　　　　　　　　最も痛い

（Frank,S.M.,1988.より）

フェイススケール

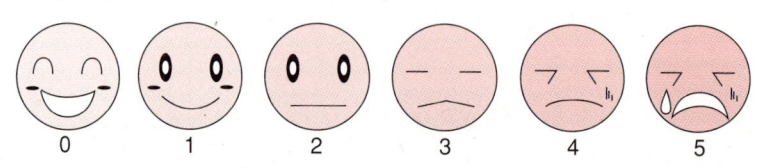

0　1　2　3　4　5

0：痛みがまったくなく，とても幸せである
1：わずかに痛みがある
2：もう少し痛い
3：もっと痛い
4：とても痛い
5：これ以上考えられないほど強い痛み

（Wong & Baker.より）

らう．
・安静を保持する．
・安楽な体位を保持する．
・コルセットを使用し腰部の安静を保つ．
・痛む部位の緊張をとる．マッサージ，温罨法（冷罨法）を利用する．
・疲労を蓄積しないように規則正しい生活を心がける．

3）環境調整

〔留意点〕
①秋谷さんは腰痛のため移動に支障をきたすことが予測される．移動するときにつまずいて転倒しないよう，秋谷さんのベッド周囲を整えておく．
②安静を保つためにベッド上で過ごす時間が長くなることが予測される．日常生活に必要な物品が秋谷さんの手の届くところにあるように整えておく．

〔具体的な方法〕
①秋谷さんのベッド上，ベッドの周囲（オーバーテーブル，床頭台，椅

子など）に不必要な物を置かないよう整理する．
　②必要な物が手に届くように秋谷さんと相談しながら配置する．
　③ナースコールは秋谷さんの手の届くところに置く．

4）日常生活の支援

　秋谷さんは腰痛を緩和・軽減するために，安静を保持する必要がある．そのため，臥床している時間が長くなり，移動，食事，排泄，清潔に援助が必要である．

■移動
〔留意点〕
①秋谷さんにとって急激な体位変換や移動は腰痛を悪化させるので，腰に負担がかからない移動動作を説明する．
②痛みが強いようであれば，無理せず安静を保つように説明する．
〔具体的な方法〕
①秋谷さんの腰への負担を最小限にするため，コルセットなどを使用する．
②急激な姿勢の変化を避け，仰臥位から座位，座位から端座位，端座位から立位へと，ゆっくり身体を動かすように説明する．
③体幹をねじる動作は腰に負担がかかるので，できるだけまっすぐな状態を保ちながら動くように，体の動かし方を説明する．

■食事
〔留意点〕
　秋谷さんは上肢の機能や消化機能に問題はないので，できるだけ自力で摂取できるように援助する．
〔具体的な方法〕
①秋谷さんが安定した姿勢で食事を摂れるよう，ベッドをギャッチアップして座位を保つ．ベッドサイドに背もたれのある椅子を準備し，移動を援助するなど，セッティングする．
②秋谷さんが臥床したまま食べなければならない状況では，食べやすい食器（スプーンやフォーク，ストローや吸い呑み，中身がすくいやすいように工夫した皿や安定しやすい湯呑みなど）を準備する，手で食べやすい形態の食事（おにぎり，サンドウィッチなど）に変更する，などの工夫により自力で摂取することができる．

■排泄
〔留意点〕
①秋谷さんは排泄機能に問題はなく，トイレまで移動すれば排泄できるので，自力での排泄を援助する．

②秋谷さんの羞恥心，プライバシーに配慮する．

〔具体的な方法〕

①秋谷さんにはトイレまで車椅子で移動してもらう．

②痛みが強く移動が困難な場合は，ベッドサイドにポータブルトイレを置いて使用してもらう．

③痛みが強くトイレへの移動が困難な場合には，尿器・便器を使用し，ベッド上での排泄を援助する．痛みのため腰を挙上して便器を挿入することが困難な場合は，利点を説明し，同意を得たうえで，おむつを利用する．

④排泄に対する気兼ねから秋谷さんが飲食を制限したりすることのないように説明する．

⑤排泄に看護師の手を借りなければならない秋谷さんの気持ちに配慮して接する．

■清潔

〔留意点〕

①入浴やシャワーは移動動作が多く，腰への負担が大きい．秋谷さんの痛みの程度により清潔を保つ方法を検討する．

②浴室での転倒に十分注意する．

〔具体的な方法〕

①入浴やシャワー浴は，浴室までの移動を援助する．浴室内では，シャワーを浴びる，からだを洗い流す，洗髪するなどの動作を椅子に座った姿勢で行うようにし，足先などの腰への負担が大きい部位を洗うときは看護師が援助する．

②温めることは腰痛の緩和に効果的である．入浴できるときはゆったりとお湯につかり，からだ全体を温めるとよい．

③痛みが強く移動が困難な場合は，ベッド上で清拭，陰部洗浄，洗髪を行う．

④洗面所へ移動できれば自力で洗面を行える．移動が困難な場合は，ベッド上で洗面できるように物品を準備する．

⑤痛みが増強しないように同一姿勢を保つことが多くなりがちである．そこで，清潔の援助を行うときは，同一姿勢を保つことによる，全身の皮膚への影響が生じていないかを観察する．

5）治療に対する不安の軽減

〔留意点〕

①痛みのある患者は「この痛みを何とかしてほしい」という気持ちをもっている．痛みに対する治療は，秋谷さんの状態に応じて，秋谷さん

の同意と協力を得ながら行う必要がある．看護師は秋谷さんの訴えを最も身近にとらえることができるので，痛みの程度や変化を把握し，治療が効果的に行われるよう医師と協力しながら援助する．
②痛みに対して行われる治療には，大きく分けて，外科的療法，薬物療法，神経ブロック療法，心身医学的アプローチがある．

〔具体的な方法〕
①秋谷さんが医師からの説明内容を理解しているかどうか，不安に思っていることはないか，話を聞く．
②医師からの説明が必要と判断した場合は，医師にその必要性を伝える．
③治療による痛みの変化を把握し，記録に残す．

6）退院後の生活に向けた指導

〔留意点〕
秋谷さんがもつ痛みのように，慢性痛は原因を完全に取り除くことが困難な場合もある．痛みが再発する可能性もあり，痛みを増悪させない生活を送ることが重要になる．そのために秋谷さんには，必要な知識や日常生活を送るうえでの注意点を理解したうえで退院してもらう．

〔具体的な方法〕
秋谷さんに以下のことを守ってもらうよう指導する．
①重い物を無理に持ち上げる，同一姿勢を長時間保つ，急激にからだを動かすなどの動作は，腰への負担を増すので避ける．
②規則正しい生活を心がける．

痛みの原因は？

　胃の開腹手術を受けたAさんは，手術後，痛みを訴え，なかなか離床が進みません．Aさんは高齢（79歳）でもあり，看護師は術後合併症のリスクを考えて歩行を促しますが，痛みを理由に歩こうとしませんでした．このままでは下肢の筋力低下などを生じる可能性もあり，看護師たちはどうしたら歩行してもらえるのかと，毎日，声をかけ続け，カンファレンスでも話し合いました．
　なかなか離床が進まないなか，手術後1週間を過ぎ，創部の抜鉤が行われ，挿入されていたドレーンが抜去されました．その途端，Aさんは痛みを訴えなくなり，トイレ歩行や洗面も自力で行うようになりました．挿入されていたドレーンが痛みを生じていたようです．看護師たちは，患者が痛みを訴えるときは，やはり何らかの原因があり，訴えを受け止め対処する姿勢をもつ必要性を再確認しました．

③コルセットを用い，腰椎を支える．
④痛みが現れたら無理をしないで安静を保つ．

4 演習課題

①急性疼痛の患者に対する看護について考えてみよう．
②難治性疼痛の患者に対する看護について考えてみよう．

4 不眠のある患者への看護

A 睡眠についての基本的な知識

1 睡眠と体内時計

　脳が高度に進化した人間にとって，睡眠は生きていくために欠くことのできない重要な生理機能である．脳は，日常生活を行うために必要な判断と行動する役割を担っており，睡眠（sleep）とはその脳を休ませるために，覚醒を条件として一時的に意識が低下した状態である．したがって，その睡眠が障害されることにより，覚醒中の活動に影響を及ぼすことになる．よい眠りには睡眠時間だけでなく質が関係しており，その基準には個人差がある．

　人間には**体内時計**が備わっているが，そのリズムには太陽の光が深くかかわっているといわれている．また，人間の生体リズムには交感神経と副交感神経という2つの自律神経もかかわっている．交感神経は身体活動が活発な日中に優位に働き，副交感神経は心身を休める睡眠時に優位となる．この体内時計は活動と休息のバランスを保つうえで重要である．

2 睡眠の種類と不眠

　睡眠の種類には**レム睡眠**（REM）と**ノンレム（NREM）睡眠**がある．レム睡眠では，脳波上，急速眼球運動（rapid eye movements；REM）を伴っており，浅い眠りを示している．つまり，身体は休息しているにもかかわらず，大脳はまだ興奮している状態である．精神活動を示す眼球だけが動いており，身体（筋肉）はリラックスして眠っているため，起こしても目覚めにくい．身体の疲労を回復するのに必要な眠りである．一方，ノンレム睡眠では，急速眼球運動を伴っていないため，大脳を休めている状態といえる．ノンレム睡眠では，心身ともに深い眠りに入っている．入眠後は1時間30分程度のノンレム睡眠がみられ，その後にレム睡眠が現れ，これを一晩のうちに交互に繰り返す．

　不眠（insomnia, sleeplessness）とは，健康な生活を送るうえで不可欠な睡眠が，量的または質的に不足している状態であり，**入眠困難**や**中途覚醒**など，その種類も様々である（表2-3）．不眠の原因には，うつ病や睡眠時無呼吸症候群などの疾患によるもの，神経質性によるもの，睡眠・覚醒リズム障害によるもの，睡眠環境によるものなどがある．神経質性不眠が

表2-3 ● 不眠のタイプと特徴

不眠のタイプ	特徴
入眠障害	就床後，眠ろうとしてもなかなか入眠できず苦痛に感じる．不安やストレスが原因であることが多い
中途覚醒	夜間に何回も目が覚めてしまい，その後なかなか眠れない．高齢者に多い
早朝覚醒	目覚めたいと思っている時刻よりもずっと早く目覚めてしまう．高齢者やうつ病の初期に多い
熟眠障害	睡眠時間は確保できているにもかかわらず，熟睡感がなく疲労感がある．ノンレム睡眠の時間が少ない場合にこの感覚を覚えやすい

表2-4 ● 不眠に影響を及ぼす要因

要因		具体的な例
身体的要因		・身体の苦痛，不快な症状：痛み，呼吸困難，咳，鼻閉，頻尿，悪心・嘔吐，発熱，発汗，瘙痒感など ・昼夜逆転の睡眠パターン
精神的要因		・不安，恐怖，抑うつなど
環境要因	ベッド	・ベッドのマットレス（硬すぎるまたは軟らかすぎる） ・枕（硬すぎるまたは軟らかすぎる）
	音	・同室者の動き（排泄行動，寝返り），いびき，咳 ・モニター，アラーム，ナースコールなどの医療機器の音 ・医療者の話し声，足音，ドアの開閉音，金属音 ・救急車などの周囲の騒音
	室温・湿度	・病室が暑いまたは寒い
	照度	・医療処置時の照明 ・巡回時のライト
	におい	・排泄物のにおい

最も多いといわれているが，これはストレスや心配事に起因するものである．また，病院では睡眠環境の変化による不眠も多い（表2-4）．

B 不眠によって起こりうる問題と留意点

1 不眠によって起こりうる問題

不眠によって起こる身体への影響は以下のとおりである．
①不眠になると，眠ることへのこだわりや不安が生じ，よけいに眠れないという悪循環に陥りやすくなる．
②睡眠障害が慢性化すると，朝起きるのがつらくなり，頭痛，頭重感，食欲不振，いらいら，疲労感などの身体症状を示すようになる．
③集中力や判断力，作業効率が低下して，日中，十分な活動ができずス

表2-5 ● 良い眠りのための工夫

良い眠りは，寝つきがよく，熟睡でき，目覚めがよい

身体の状態を整える	・痛み，呼吸困難，発熱，発汗，瘙痒感などの身体症状の緩和 ・過食，空腹の回避 ・コーヒー，アルコール，たばこなどの刺激物の回避
室内環境を整える	・消音・防音 ・室温の調整（夏は25℃，冬は13〜15℃），湿度は50％ ・照度20〜30ルクス，間接照明 ・硬すぎず，軟らかすぎないマットレス ・身体に合った高さの枕 ・汗を吸収しやすく保温性のある寝具
快眠グッズを活用する	・アイピロー（眼用の枕） ・フットピロー（足枕） ・耳栓 ・アイスノン ・電気毛布
脳をリラックスさせる	・好みの音楽（クラシック，ヒーリングミュージックなど） ・アロマテラピー（カモミール，マジョラム，ラベンダーなどのエッセンシャルオイル） ・足浴（37〜39℃の湯） ・ハーブティ（ラベンダー，カモミール，マジョラム，ローズなど）
ストレス解消	・ストレッチ ・日記 ・読書

トレスとなり，事故を引き起こすこともある．

④睡眠薬を服用し始めると習慣性になる場合もある．

2 不眠のある患者を看護するうえでの留意点

不眠は日常生活の質に大きくかかわる問題であるが，睡眠薬で不眠症を治療する前に，次のような点に留意し，援助する．よい眠りのための工夫について表2-5に示す．

①不眠に伴う身体への影響を知るために，観察およびバイタルサインを測定する．
②睡眠できるように物理的環境を整える．
③入眠しやすいように足浴を行う．
④心理的な援助により不安を緩和する．

C 不眠のある患者の事例

不眠の原因は様々だが，ここでは病気に対する不安と環境の変化によって不眠に陥っている患者の事例について考える．

1 患者の紹介

　冬島さん（仮名）は30歳代，女性，未婚，会社員．これまで入院経験はない．今回，健康診断で乳癌を疑われ，精査目的で個室に入院した．入院して4日目になるが，入院後から「いろいろ考えると眠れない」という訴えが毎日続いている．日中も閉眼していることはあるが眠ってはいない．睡眠薬の処方はされていない．

2 患者のとらえ方

　冬島さんは成人期にあり，社会人としての役割を遂行しつつ，次世代につながるものを育てていく時期にある．会社員として仕事をとおして社会とつながってきた冬島さんは，乳癌という思いもよらないリスクを抱えることになった．現在，検査をして今後の治療方針を決定していく段階にあるが，将来への不安は大きく，それが不眠の主な原因となっているものと考えられる．また，初めての入院，個室ということもあり，気分転換の不足や環境の変化も影響しているものと考えられる．冬島さんにとって，眠れない夜は長く，闇のなかに1人でいるような孤独を感じているかもしれない．

3 技術の適用

1）バイタルサインの測定と観察

　冬島さんは入院して4日目であるが，不眠が3日間続いているため，身体や日中の活動への影響を観察する．

〔留意点〕
①バイタルサインを測定し，一日のなかでの変化の有無と程度を把握する．
②冬島さんに自律神経の変調が現れていないか，症状の有無と程度を観察する．
③冬島さんの入院前の睡眠歴（就寝時間，睡眠時間，睡眠パターン，不眠の有無など）をインタビューして，現在の状態と比較する．

〔具体的な方法〕
①体温，血圧，脈拍，呼吸を測定する．
②冬島さんに頭痛，頭重感，倦怠感，疲労感，食欲低下などの有無と，日中の活動への影響の程度をインタビューする．
③日中の睡眠の有無と程度を観察する．

2）環境調整

　冬島さんは初めての入院であり，環境の変化と病気への不安が不眠の原因となっている可能性が高い．可能なかぎり睡眠しやすい病室環境を整える．

〔留意点〕
①冬島さんが眠る前に心理的にリラックスできるように働きかける．
②音，照明，温度などの刺激が少ない環境を整える．

〔具体的な方法〕
①冬島さんの生体リズムを整えるために，可能であれば病院の中庭や周囲を散歩して光を浴びることを勧める．
②ベッドや布団，枕などの寝具類が冬島さんの睡眠を妨げる要因になっていないかを観察する．
③冬島さんの希望を聞きながら，病室の温度，湿度，照明などを調整する．
④病室の前を通るときは，できるだけ音を立てないようにする．
⑤冬島さんの好きな香りがあれば用いる．一般にラベンダーの弱い香りにはリラックス効果があるため勧めてみる．

3）清潔（入浴，足浴）

　副交感神経を優位にしてリラックスすることを目的に，冬島さんに就寝前の入浴や足浴を勧め，睡眠を促す．

〔留意点〕
　熱い湯は交感神経を刺激したり，深部体温を上げてしまい，リラックスできない．ぬるめの湯で足浴することで，深部体温を上げずに体表面の緊張を緩めることができ，リラックス効果が得られる．

病人にとっての深い夜の闇

　患者さんは「夜が怖いの．朝が来ないんじゃないかと思って，怖くて眠れないよ」と言われました．多くの患者さんは夜の不安や孤独と闘っています．特に命の瀬戸際を生きている患者さんや，先の見えない闘病生活に疲れた患者さんにとっては，病院の夜はとても長く感じられるのです．
　このような患者さんにとって必要なのは，睡眠薬ではなく，寄り添い，タッチすることによりその人の不安を受け止めることだと思います．ただそばにいるだけでも，患者さんが抱えている重い荷物を少しは軽くすることができるのです．

〔具体的な方法〕
①冬島さんに就寝前にぬるめの湯で入浴したり，足浴するとリラックス効果が得られ，睡眠を促すのによいことを説明し，実施を提案する．
②冬島さんが好む温度を考慮しつつ，ややぬるめのお湯（40℃前後）を準備する．
③冬島さんが自分で入浴できる場合には，病室に浴室があれば入ってもらい，ない場合は就寝前にベッドサイドで足浴を行う．足浴は浸漬を10分程度とし，リラックスするために希望するアロマ用のエッセンシャルオイル（精油）を数滴垂らしてもよい．

4）不安への援助

〔留意点〕
①冬島さんの病気は乳癌の疑いがあることから，今後の治療のこと，ボディイメージの変化，仕事のことなど，不確定な要素のなかで不安を感じていると考えられるため，その思いを受け止める．
②冬島さんの話を聴くときは視線を合わせ，落ち着いた雰囲気のなかで聴く．

〔具体的な方法〕
①日中あるいは就寝前（足浴時でもよい）に冬島さんの病床へ行き，椅子に座って話をする．
②冬島さんが心配していること，不安に思っていることを話してもらい傾聴する（共感的理解）．
③冬島さんが，話していく過程で自分の気持ちを整理し，現実認識を深めることができるように，話の内容に返事をするというより，現在の思いをそのまま受け止める（受容）．
④今後の検査予定や方法などを冬島さんが納得できるよう説明する．
⑤冬島さんの自尊心を傷つけないように，ていねいかつ誠実にかかわる．
⑥就寝前であれば，冬島さんが安心できるように手をとってしばらくそばにいる．

4 演習課題

①胃切除術を1週間後に控えている患者が不眠を訴えている場合の援助について考えてみよう．
②痛みが強くて眠れない患者の援助について考えてみよう．
③病室の照明，同室患者のいびき，病棟の機械音などが気になって眠れない患者の援助について考えてみよう．

5 易感染状態にある患者への看護

A 易感染状態についての基本的な知識

　易感染（compromised host）とは，生体の**感染防御機構**が先天的あるいは後天的な原因により障害され，感染に対する抵抗性が著しく低下した状態をいう．本来，生体には，感染を防御する働きが備わっている．その一つが白血球中の**好中球**である．好中球は白血球の約6割を占め，体内に侵入した細菌や異物を貪食し，排除する細胞性因子として機能している．好中球数と感染症の合併頻度は反比例するといわれており，好中球が減少するほど感染の危険性が高くなる．好中球が1000/μl以下で感染の頻度が高くなり，500/μl以下で重症感染症になりやすい．さらに，100/μl以下では致命的な感染症を生じやすい．

　易感染状態になると，外因性の病原体だけでなく，気道，消化管，腸管内の常在菌が病原性をもち，宿主を攻撃することになる．いったん感染症に罹患すると，感染への抵抗性が低下しているため，治療の効果が得られにくくなり，感染を繰り返したり，重篤な感染症に移行しやすくなる．

B 易感染状態によって起こりうる問題と留意点

1 易感染状態によって起こりうる問題

　易感染状態によって起こる身体への影響は以下のとおりである．
　①好中球が減少すると外部からの感染病原体の侵入を受けやすくなる．
　②通常は感染しない常在菌による内部感染も起こしやすくなる．感染しやすい部位は，皮膚，鼻腔，口腔，気道，腸管，尿路である．
　③感染を起こすと，好中球による異物を貪食・排除する機能が低下しているため治癒しにくく，敗血症などの重篤な状態を招きやすい．

2 易感染状態にある患者を看護するうえでの留意点

　易感染状態のときは以下の点に留意する．
　①感染を起こすと症状が急激に進行する場合があるため，感染予防を徹底して行う．
　②感染の徴候を早期に発見し，異常を発見したときは速やかに対処する．

③感染予防は患者本人の理解と協力が必要不可欠である．患者にその必要性を説明し，協力を得ながら進める．

C 易感染状態の患者の事例

易感染状態を引き起こす原因はいくつかあるが，ここでは，治療の副作用により白血球が減少している患者の事例について考える．

1 患者の紹介

上田さん（仮名）は30歳代，男性．治療の副作用のため白血球が1200/μl，好中球が800/μlと減少している．食欲もなく，検査データによれば貧血もあり，倦怠感を訴えて臥床していることが多くなっている．病室は4人部屋の窓際で，家族や友人，仕事関係の面会者が多い．上田さんは仕事（営業）のことを気にしており，早く外出できるようになりたいと話している．

2 患者のとらえ方

上田さんは治療の副作用による白血球数の減少，貧血，食事摂取量の減少により免疫力が低下し，感染しやすい状態にある．今は感染を予防する対策が最も必要な時期である．上田さんは倦怠感が強く，ベッド上で過ごす時間が長くなっていることから，日常生活にも影響が出ている．また，上田さんは30歳代と若く，会社員としての役割を中断していることに対する不安をもっていると考えられる．

3 技術の適用

1）環境調整

〔留意点〕
①感染源となりうるゴミやほこりを除去する．
②上田さんの検査データで，白血球1000/μl未満，好中球500/μl以下の状態が続く場合には，空気中の塵埃（じんあい）による感染を考慮し，クリーンルーム管理あるいは個室隔離とする．

〔具体的な方法〕
①上田さんのシーツ交換を週に1～2回は行う．
②毎日，ベッド上の汚れ（毛髪，落屑（らくせつ））を粘着ローラーなどでていねいに除去し，シーツの清潔を保つ．シーツが汚染したときは，速やかに交換する．

③上田さんの了解を得て，ベッド周囲の物品を整え，不要な物を置かない．
④生花は感染源になる可能性があるので，ベッドサイドに置かない．上田さんの家族にも説明しておく．面会者が生花を持参したときは，上田さんの了解を得て看護師が預かる．
⑤ゴミ箱のゴミを放置しない．

2) 観　察

〔留意点〕
①感染の徴候を見逃さないように，上田さんの症状の有無を注意深く観察する．
②感染による身体症状が現れにくい場合もあるので，上田さんが自分の状態を適切に把握できるように説明する．
③う歯や水虫，痔核など，感染源になりうる疾患は，早めに治療しておいたほうがよいことを上田さんに説明し，必要であれば受診の相談にのる．

〔具体的な方法〕
①バイタルサインの測定に関しては，特に体温の経過に注意する．
②血液検査データを把握する．
③上田さんの食欲や倦怠感の程度を把握する．
④上田さんの咽頭痛や咳嗽，鼻水などの気道の炎症症状の徴候を観察する．
⑤上田さんの下痢や排尿時痛，残尿感などの炎症症状の徴候を観察する．
⑥上田さんのリンパ節の腫脹の有無を観察する．

3) 手洗いの実施

〔留意点〕
①看護師が感染源とならないように「一処置一手洗い」を徹底する．
②手洗いの必要性について上田さんに説明し理解してもらう．汚れが残りやすい場所を確認し，そこを意識しながら手洗いを行うことが効果的であることを，実際に手を洗いながら説明する（図2-9, 10）．

〔具体的な方法〕
①病室の入り口に速乾式消毒薬が設置されている場合，看護師は「一処置一手洗い」を守り，病室内に出入りするときにも必ず手指消毒を行う．
②上田さんに病室から出入りしたとき，食事前と排泄後は必ず手洗いを

図2-9 ● 手洗い後も細菌数の多い部位

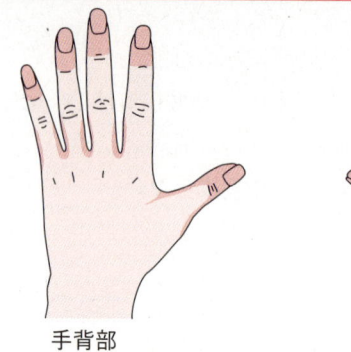

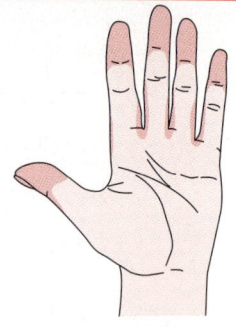

手背部　　　　　　　　手掌部

図2-10 ● 基本的な手洗い法

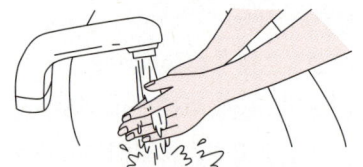

①手全体をぬらす

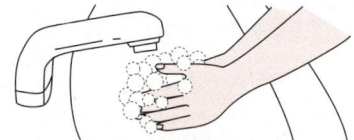

②石けんあるいは消毒液をつけ，手のひらをよく擦る

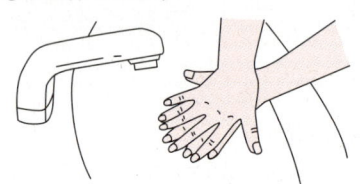

③手のひらでもう片方の手の甲を擦る

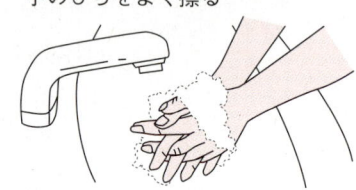

④手のひら同士を合わせ，指を交差して擦る

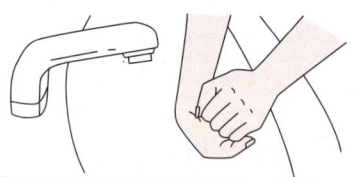

⑤指を手のひらに組み入れて洗う

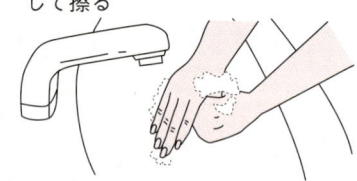

⑥母指をもう片方の手で包み擦る

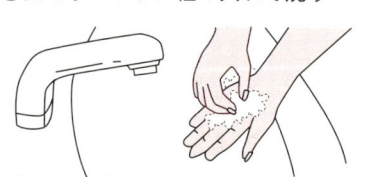

⑦指先，爪をもう片方の手のひらで擦る

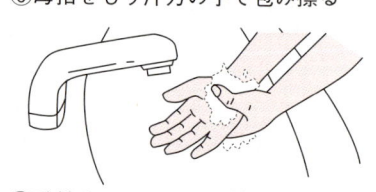

⑧手首までていねいに擦る

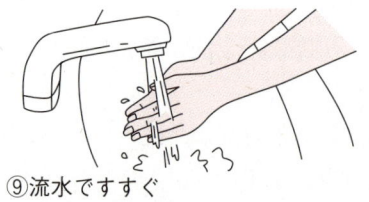

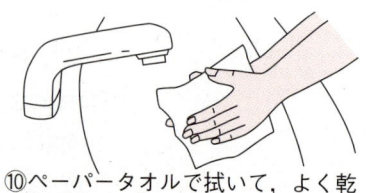

⑨流水ですすぐ

⑩ペーパータオルで拭いて，よく乾燥させる

＊水道栓の場合は，ペーパータオルで栓を覆ってしめる．洗浄後の手で直接触れない．

行うよう，説明する．
　　③上田さんに爪は短かく切ってもらう．
　　④上田さんの面会者にも手洗いの必要性と方法を指導する．病室の入り口に手洗いを促す注意書きを掲示する．

4）含　嗽

〔留意点〕

気道感染を予防するために，上田さんに含嗽の必要性を説明し，実行してもらう．

〔具体的な方法〕

①上田さんに，1日3回と，検査などで病棟から出たとき，面会があった後は含嗽を行うよう指導する．
②含嗽薬が処方されていれば，それを用いて．含嗽してもらう．
③咽頭痛や口内炎が生じた場合には，看護師に伝えるよう説明する．

5）清潔の援助（清拭，洗髪，足浴）

〔留意点〕

①感染予防のために上田さんの全身を清潔に保つ必要がある．特に，感染源となりやすい陰部や皮膚の清潔を保てるようにする．
②倦怠感の程度により上田さんが自力で清潔を保持することが困難であれば援助する．

〔具体的な方法〕

①上田さんに口腔ケアの必要性を説明し，実施してもらう．倦怠感が強ければ，ベッド上で行えるよう準備する．口腔内の観察も行う．
②上田さんに陰部の清潔を保つ必要性を説明する．排便時は，温水洗浄便座を使用，またはトイレで陰部洗浄を行ってもらう．倦怠感が強ければ，1日1回，看護師が陰部洗浄を行う．
③上田さんに，シャワー浴や入浴により身体の清潔を保つ必要性があることを説明する．倦怠感が強ければ，全身清拭，寝衣交換を定期的に行い，全身の清潔を保つ．
④上田さんの倦怠感が強ければベッド上で洗髪を行い，頭皮の清潔を保つ．

6）排泄の援助

〔留意点〕

排泄行為に伴い感染の危険性が高まるので，上田さんに排泄後は陰部を清潔に保つ必要があることを説明する．

〔具体的な方法〕
①上田さんに排泄後は手洗いを行うよう説明し，実施しているか確認する．
②上田さんに便秘にならないように注意するよう説明し（硬い便の排出により肛門周囲を傷つけると感染の危険が高まる），排便の有無を確認する．
③上田さんの倦怠感が強ければ，ベッドサイドあるいはベッド上での排泄を考慮する．

7）精神的援助

〔留意点〕
①易感染状態は，治療の影響により好中球が減少した一時的な状態であることを上田さんに説明し，理解してもらう．
②この段階で感染してしまうと身体への影響が長期間に及ぶため，予防が重要であることを上田さんに説明する．

〔具体的な方法〕
①上田さんに対する医師の説明内容を把握する．
②上田さんが医師からの説明をどのように受け止めているか，また病状に対する不安などの訴えをよく聴く．
③検査データを把握したうえで，感染しやすい状態にあるために予防が必要であることを上田さんに説明する．
④易感染状態は治療の影響によるものであり，一時的な状態であることを説明する．

8）その他

①面会のときは，上田さんと面会者にはマスクをつけてもらい，短時間で終わらせる必要があることを説明し，守られているか確認する．マスク着用に際しては鼻と口の両方を覆うように指導する．面会者には手洗いを励行するよう指導する．手洗いの必要性がわかるように病室の入り口もしくは上田さんのベッドに注意書きを貼るなどの対策が必要である．面会者が感染症にかかっている場合は，面会を断るよう上田さんに伝えるとともに，そのことがわかるよう掲示しておく．
②IVHや点滴静脈内注射部位の消毒，ドレッシング剤，絆創膏の交換は無菌操作で行う．刺入部の観察も行う．

4 演習課題

①易感染状態のため，個室に隔離されている患者の看護について考えてみよう．
②感染症のある患者の看護について考えてみよう．

6 言語的コミュニケーションが困難な患者への看護

A コミュニケーションについての基本的な知識

1 コミュニケーションの役割

　コミュニケーション（communication）は，人が社会のなかで生きていくうえで欠くことのできない基本的なニーズである．コミュニケーションがうまくとれるか否かは送り手と受け手の相互作用に大きく依存している．送り手は，自分の思い，考え，感情など，伝えたいことを言語および非言語的メッセージとして受け手に送る．受け手は送られた言語および非言語的メッセージを知覚し，その意味を解釈する．

　ここでいう言語的メッセージとは文字どおり言葉であるが，非言語的メッセージには様々なものがある．たとえば，言葉の抑揚や大きさ，表情，視線，身振り，衣服，相手との距離や姿勢などである（表2-6）．言語的メッセージでは，言葉を共有し理解できる関係であれば，メッセージの内容を正確に理解しあうことができるが，感情は伝わりにくい．電子メールに絵文字が使われるのはそれを補うためであろう．一方の非言語的メッセージでは，送り手と受け手の間にメッセージのズレが生じる可能性はあるが，感情は伝わりやすい．非言語的コミュニケーションに影響する行動を表2-7にまとめた．

　医療の現場では，患者を理解しニーズを把握する，共に問題を共有する，指導するなど，患者と看護師のコミュニケーションは重要である．特にメッセージを正確に交換することが安全で安心できる看護を患者に提供するうえで必要である．看護師にとって，このコミュニケーションの善し悪しが患者との信頼関係に大きな影響を及ぼすのである．

表2-6 ● 非言語的コミュニケーションの手段

手　段	具体例
身体動作	・視線，瞳の動き，顔面の表情，姿勢，身体接触，ジェスチャー
空間行動	・対人距離，着席位置など
嗅覚作用	・体臭，香水など
外観（人工物）	・衣服，化粧，アクセサリーなど
物理的環境	・家具，照明など

表2-7 ● 非言語的コミュニケーションに影響する行動

行　動	コミュニケーションへの影響
視線，まなざし（アイコンタクト）	相手に自分の感情や意思を伝えるうえで視線を向ける方向と回数，時間間隔は重要である．視線，まなざしから，相手に対する関心，注目，愛情，敵意などの様々な感情が伝わる．「目は口ほどにものを言う」といわれるゆえんである．特に，初対面の場合で，相手に対して関心や好感をもてない場合，人は無意識に相手と視線を合わせないようにする 看護師はベッドで臥床している患者に対して上から視線を向けることのないように気をつける必要がある
顔面の表情	顔の表情は，相手に対する自分の態度を強める効果がある．顔面の表情のなかでも，微笑は相手に対する自分の好意を伝えるのに効果的である．特に，言語的コミュニケーションをとることが困難な患者にとって，看護師の微笑は患者に対する関心や好意を示すものとして受け取られるであろう
対人距離	人は，好意をもっている相手に接近する傾向がある．したがって，自分と相手との関係の親密さに応じてパーソナルスペースは変化する．患者は看護師が自分とどれくらいの距離を置いているのか，どの角度から話しかけてくるのかを観察している．距離を大きくとると，患者は自分が看護師に受け入れられていないと感じることもある

2 言語的コミュニケーションの障害

　言語的コミュニケーションを図ることが困難な患者は少なくない．その代表が**言語障害**（失語症，構音障害）である．失語症（aphasia）は脳出血，脳梗塞，頭部外傷などによって大脳の言語野が障害されたために会話の内容に障害が生じる．言語野には前頭葉にあるブローカ（Broca）野と側頭葉にあるウェルニッケ（Wernicke）野がある．相手の言っていることは理解できるものの，自分からメッセージを発することが困難（話しにくい）な運動性失語（ブローカ失語）と，相手の言葉を理解しにくくなる感覚性失語（ウェルニッケ失語）に大きく分けられる．失語症では程度の差はあるものの，「話す」「聴く」「読む」「書く」のに必要な音声，文字などの言語活動に障害が出る．一方の構音障害は，会話の内容は正確であるが，舌や口唇の運動麻痺によって呂律が回らない状態である．このほか，聴覚障害，意識障害，認知症などがある場合，言語的にコミュニケーションをとることに問題が生じ，メッセージを交換することが困難となる．

B 言語的コミュニケーション困難によって起こりうる問題と留意点

1 言語的コミュニケーション困難によって起こりうる問題

　言語的なコミュニケーションが困難なことから起こりうる症状，身体的変化，心理的状況，周囲との関係性などは以下のとおりである．
　①看護師が患者の思い，意思，考えなどを理解することが困難となる．

②患者が自分からメッセージを発することが困難な場合や，相手のメッセージを理解できない場合は，大きなストレスとなる．
③失語症のある患者の家族は患者とコミュニケーションがうまく図れないことから，介護などに感じる負担が大きくなる可能性が高い．
④脳の損傷が原因で起こる失語症には，言語障害以外にも，右半身の麻痺，感情のコントロールや集中力の低下，疲労感などの様々な症状を合併している場合があるため，日常生活行動に影響を及ぼす．
⑤自分の気持ちや考えをうまく伝えられないことにより，自尊心が低下しやすい．

2 言語的コミュニケーションが困難な患者を看護するうえでの留意点

①患者から送られてくるメッセージを正確に理解できるように努める．
②患者が思うように自分の考えや思いを表出できないことへの理解を示す．
③言語訓練における努力を認め，フィードバックする．
④コミュニケーションをとることの困難な患者の家族に対する理解と支援を行う．
⑤患者の自尊心が低下することのないよう尊厳を保ち，その人らしさを尊重する．

C 言語的コミュニケーションが困難な患者の事例

　脳梗塞により，言語的コミュニケーションが困難となった患者の事例を考える．

1 患者の紹介

　横田さん（仮名）は60歳代，男性，大手企業の部長．脳梗塞により，右半身の麻痺と失語症がある．現在，理学療法士による右半身麻痺に対する運動機能訓練と，言語聴覚士による言語訓練が始まっている．言語障害は，相手の言うことは理解できるが，自分の気持ちや考えを表現することが困難である．横田さんは，入院前はまじめで几帳面な性格，仕事中心の生活を送っていた．入院中は毎日，妻が面会に来ている．

2 患者のとらえ方

　横田さんは，脳梗塞になり，右半身麻痺と失語症が後遺症として残っており，現在，リハビリテーション中である．会社で重要な地位に就いているが，後遺症のため職場への復帰は困難であろう．60歳代は，現役を引退

し，老年期に向けて喪失に適応していく準備を始める時期であるが，今回の入院での喪失体験（麻痺，言語障害）に適応していけるように支援する必要がある．成長とともに獲得した運動機能や言語機能に障害をもつという現実を受け入れるには大きなエネルギーが必要であり，家族と共に支援することが重要である．

3 技術の適用

1）コミュニケーション能力の観察とバイタルサインの測定

〔留意点〕

①失語症では，周囲の人が言っていることにうなずく傾向があるため，あたかも相手の言葉を理解しているようにみえることがあるため，横田さんの行動を観察し，正確に把握する必要がある．

②言語的なコミュニケーションがスムーズにとれないことと，コミュニケーションをとりたくないこととは同じでないことを理解したうえで，「横田さんの気持ちを知りたい」という看護師の思いが伝わるようなメッセージを送ることが重要である．

〔具体的な方法〕

①横田さんの血圧の変動などに注意して，バイタルサインを測定する．
②言葉による表現の障害の程度を把握する．
③横田さんが看護師の話す言葉をどれくらい理解しているかを把握する．

視線と表情で語る患者さん

　顔は，目（視覚），鼻（嗅覚），口（味覚），耳（聴覚），皮膚（触覚）といった主な感覚器官がすべて集まっているだけでなく，顔面筋も発達しています．そのため，顔は様々な表情で感情を表現することができるのでしょう．顔文字（(o^▽^o)ノ）からもそのことがわかりますね．

　学生が受け持った患者さんは気管切開をしており，会話をすることができませんでした．その患者さんは，毎朝8時になると病室のドアのほうに顔を向けており，学生が「おはようございます」とあいさつに行くと，ニコッと笑った後，視線を時計の方向に向けたのです．学生が来る時間だから待っていたということでした．患者さんの表情は豊かで様々な感情を表現していました．学生はその表情を見逃さないように細やかな観察をしていくうちに，徐々に患者さんの気持ちやニーズがわかるようになってきたと教えてくれました．

2）日常生活におけるコミュニケーション

〔留意点〕

① 横田さんがどんな気持ちでいるかを知りたいという思いをもって，清潔，排泄，食事，移動などの日常生活行動について援助する．
② 横田さんは人格をもった60歳代の男性である．横田さんの自尊心が傷つかないよう，言葉遣いや態度に十分に配慮する．
③ メッセージの交換には時間と工夫を要するので，ゆとりをもってかかわる．
④ 言語障害は，根気よく訓練することによって改善することを説明し，あせらないように支援する．

〔具体的な方法〕

① 環境を整える．
・横田さんが緊張しないようにリラックスした気分で話ができるような雰囲気をつくる．
・集中力が低下しやすいため，コミュニケーションを図る際には，テレビや音楽を消すなどして，できるだけ静かな環境で会話に集中できるようにする．
・横田さんが必要時使用できるように，五十音字や数字を配列した文字盤や簡単なメッセージカードを準備する．

② 横田さんに話しかけるとき（メッセージの送り手）には，注意し工夫する．
・話しかけるときは，早口にならないように，ゆっくり，はっきり話す．
・わかりやすい言葉で短く，簡潔に話す．
・一度で理解してもらえないときは，繰り返すか，伝え方の工夫をする．
・会話が困難な場合，「はい」「いいえ」で答えられる質問にする．
・言葉だけでなく，非言語的コミュニケーションを活用する．
・「パンまたはご飯」「コーヒーまたは紅茶」のように選択してもらう．
・聞いたことは，すぐに忘れてしまうこともあるので，絵にして理解してもらうことも一つの方法である．
・同時に複数の人が話しかけることのないようにする．
・話題を急に変更しないようにする．
・重要なメッセージの場合は理解できたかどうかを必ず確認する．

③ 横田さんの話しを聞くとき（メッセージの受け手）には注意し，工夫する．

- 横田さんが話そうとしているときは最後まで待って聞く．
- 言ったことが間違っていたり，言葉をうまく表出できなくても，伝えようとしている気持ちを理解するよう心がける．
- 子どもに話しかけるような言葉遣いをしたり，間違いを訂正したり，会話を遮って自尊心を傷つけることのないようにする．
- 横田さんが何か伝えようとしているときは，あせらせない，急がせないようにする．
- 無理に話させることのないようにする．必要があれば筆記用具や文字盤やメッセージカードなどを活用する．
- 横田さんの気持ちや考えなど，メッセージが伝わったときにはそれを認めるフィードバックをする．

④リラックスした楽しい雰囲気をつくる．
- 横田さんが興味のあることを話せるように家族も含めて話題を提供する．
- 横田さんと一緒に楽しめるものを見つける．
- 横田さんが何か行動したり，話そうとしているときは干渉しすぎることなく見守る．

3）清潔（シャワー浴，洗髪，口腔ケア，足浴）

〔留意点〕

横田さんは，言語障害以外にも右片麻痺があるため，言葉だけでなく，身体も自分の思うように動かせない不自由さを感じていると思われるため，細やかな配慮が必要である．

〔具体的な方法〕

① 横田さんの清潔習慣を把握し，それを尊重する．
② リハビリテーション訓練による発汗などを考慮して，清潔ケアを計画する．
③ 横田さんが清潔のニーズをもっているにもかかわらず，それが伝わらないことがないように，表情や身体状態を観察する．
④ 横田さんが看護師に負担をかけているという気持ちをもたないように配慮する．
⑤ どのように横田さんに話しかけて介助すればよいかを，妻にも説明し，ケアへの参加を促し，理解してもらう．

4）食事の援助

〔留意点〕

食事が気分転換あるいは楽しい時間となるような雰囲気をつくる．

〔具体的な方法〕
①横田さんがリラックスして食事ができ，話しやすい雰囲気をつくる．
②右片麻痺があるため，安楽な体位を整える．

5）排　　泄

〔留意点〕
横田さんが排泄行動を遠慮することのないよう，自然にできるように援助する．

〔具体的な方法〕
①横田さんの排泄パターンを把握する．
②排泄行動について，横田さんに言われる前に声をかける．

4 演習課題

①気管切開をして会話が困難な患者とのコミュニケーションについて考えてみよう．
②文字盤以外にコミュニケーションを支援する器具について調べてみよう．

7 呼吸困難がある患者への看護

A 呼吸困難についての基本的な知識

　人間は，生命を維持するために，呼吸運動により持続的に酸素を取り入れ，二酸化炭素などの不必要なガスを体外に排出している．呼吸中枢は，脳幹の橋，延髄に存在し，自発的に呼吸の調整を行っている（図2-11）．

　呼吸困難（dyspnea）とは，何らかの原因で**肺のガス交換**が妨げられ，全身の組織に十分な酸素供給ができないときにみられる「呼吸がしにくい」「息が苦しい」「空気を吸い込めない」などの，**苦痛を伴う症状**である．呼吸が正常に行われるためには，肺胞までの空気の出入りが正常であることと，肺胞でのガス交換に障害がないことが必要である．これらに障害があると，呼吸運動を行っているにもかかわらず，呼吸困難が生じる．

　呼吸困難は，呼吸器疾患や心疾患による換気量の低下，胸郭運動障害や神経・筋疾患による呼吸運動能の低下，発熱や甲状腺機能亢進症による酸素需要の増加，貧血による酸素供給量の減少，薬剤による呼吸反射抑制などの様々な原因・誘引によって引き起こされる（表2-8）．呼吸困難は自覚症状のため，その状態を客観的に把握することは困難であるが，他覚的な観察から，その原因や重症度を把握し，それに合わせた対処を行っていく必要がある．

図2-11 ● 呼吸の仕組み

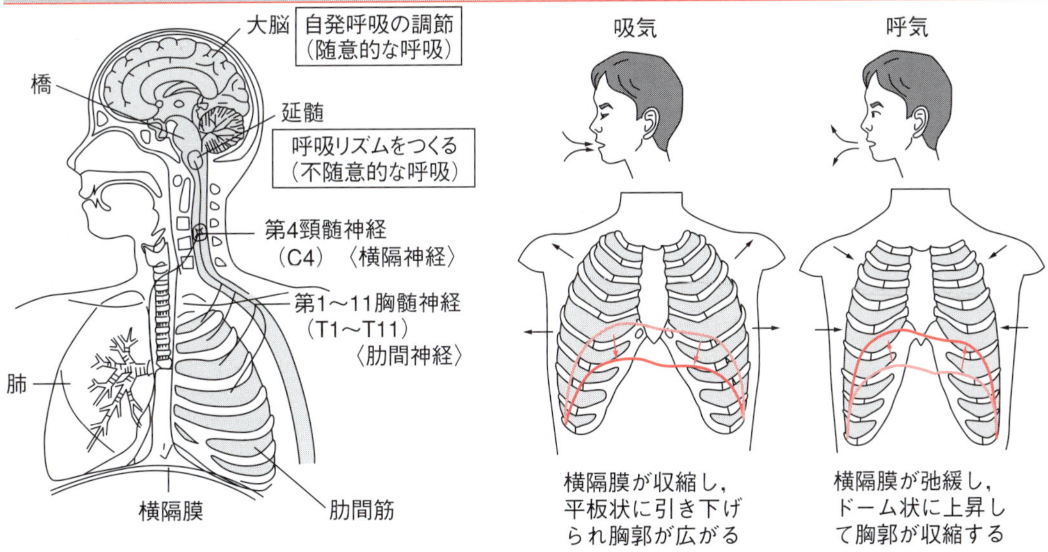

表2-8 ● 呼吸困難をきたす疾患

疾患グループ	疾患名
呼吸器疾患	上気道疾患：鼻づまり，痰づまり，気道内異物，扁桃炎，喉頭炎，喉頭浮腫，喉頭腫瘍など 気管支・肺疾患：肺気腫，慢性気管支炎，喘息，間質性肺炎，肺線維症，肺炎，肺癌，胸郭異常，肺高血圧症，肺性心，肺塞栓症，自然気胸など
循環器疾患	シャントを伴う心奇形，後天性心疾患，心弁膜症，冠動脈性心疾患，心筋炎，心筋症，不整脈など
血液疾患	高度の貧血，大出血，多血症，血管内凝固異常症（DIC）など
代謝性疾患	甲状腺機能亢進症，尿毒症，糖尿病性アシドーシスなど
神経・筋疾患	脳血管障害，頭蓋内圧亢進，ポリオ，脊髄側索硬化症，重症筋無力症など
心因性疾患	過換気症候群，ヒステリー，不安神経症など
その他	一酸化炭素中毒，ガス中毒，高山病，高熱時，激しい運動など

B 呼吸困難によって起こりうる問題と留意点

1 呼吸困難によって起こりうる問題

呼吸困難によって起こる身体，心理への影響は以下のとおりである．

①呼吸困難に伴う息苦しさによって，活動耐性が低下し，日常生活行動に支障をきたす可能性がある．

②呼吸器疾患，心疾患による換気量の低下，胸部運動障害や神経・筋疾患による換気量の減少が原因となる場合，呼吸仕事量が増加するため，エネルギーの消耗をきたす．

③動脈血二酸化炭素分圧（$PaCO_2$）が上昇すると，髄液と脳脊髄液を含むすべての組織と体液でCO_2が上昇する．CO_2とH^+は，脳血管も拡張させて脳血流を増加させるため，脳浮腫を起こし，中枢神経活動を抑制する．それによって頭痛，錯乱，傾眠傾向，悪心・嘔吐などを引き起こす．

④低酸素血症や高炭酸ガス血症によっても呼吸困難は起こる．それらの症状として，落ち着きのなさ，不安，不穏，幻覚，意識レベルの低下が生じる．

⑤呼吸困難感を体験した人の多くは，その苦しさから不安や恐怖を感じる．さらには動くことへの恐怖心を抱くこともある．

2 呼吸困難のある患者を看護するうえでの留意点

呼吸困難時は以下の点に留意する．

図2-12 ● 安楽な体位

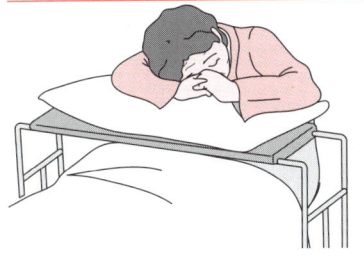

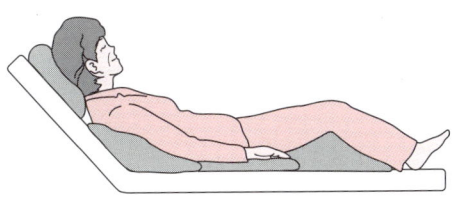

①患者が感じている呼吸困難の程度や全身の状態を正確に把握する．
②心身の安静を保ち，エネルギーの消耗，疲労を最小にする．
③体位の工夫（図2-12），環境の調整により，少ない呼吸仕事量で効率的にガス交換が行われるよう援助する．
④神経症状に対する身体的苦痛を緩和する．
⑤意識障害に伴う異常行動の有無を観察する．
⑥心理・精神的援助により，不安，恐怖などの精神症状を緩和する．

C 呼吸困難がある患者の事例

1 患者の紹介

　下田さん（仮名）は60歳代，女性．昨夜，就寝中に呼吸困難が出現し，緊急入院となった．「ここ数日，夜眠ると息苦しくなっていた．昨日は今まで以上に息苦しくて，空気が吸い込めないような感じがして，このまま死ぬのではないかと思い怖くなった」と言っている．家族は，「数年前から心臓の薬を内服していて，時々就寝後に息苦しいと言っていた」と話している．息苦しくなると，臥床していることがつらくなり，夜間もあまり眠れていない．常に肩で呼吸をしており，病室の前にあるトイレや洗面所への移動でも息切れが生じている．また，下肢全体に圧痕が残るほどの浮腫を認める．

2 患者のとらえ方

　下田さんの呼吸困難は，数年前から心臓の薬を内服していることや，下肢全体に浮腫を認めることなどから，心臓のポンプ機能の低下に伴う全身的な血液ガスの需給障害が原因ではないかと考えられる．就寝時に臥位になると呼吸困難が生じるのは，全身の静脈還流が増大し，肺うっ血が起こるためであろう．
　下田さんは，呼吸困難により，夜間，臥床して就寝することができず，

体力が消耗するため疲労が増強しており，呼吸困難によって低下している活動耐性がさらに低下することが考えられる．また下田さんは，毎日続いている呼吸困難に対し強い恐怖を抱いている．

3 技術の適用

1）観　察

下田さんの呼吸困難の出現状況や経過，随伴症状の観察は，原因・誘因を明らかにする手がかりとなり，呼吸困難による苦痛の程度や日常生活動作への影響を把握することは，看護援助の方向性を見出すことになる．

〔留意点〕
①下田さんの自覚症状と客観的症状を併せて観察する．
②下田さんの呼吸困難の出現状況や経過，随伴症状を把握する．
③下田さんの呼吸困難による日常生活への影響，精神状態などを把握する．

〔具体的な方法〕
下記の項目について下田さんの情報を収集する．
①バイタルサイン：血圧，脈拍，体温，呼吸数，経皮的動脈血酸素飽和度（SpO$_2$）
②呼吸状態：呼吸のリズム・深さ，胸郭の動き，呼気と吸気の割合，呼吸音，異常呼吸（努力呼吸，頻呼吸，徐呼吸，シーソー呼吸など）の有無

酸素飽和度が示す睡眠時無呼吸症候群の危険性

呼吸困難の指標の一つに，動脈血酸素飽和度（arterial oxygen saturaion；SaO$_2$）があり，臨床では非侵襲的に観察できます．経皮的動脈血酸素飽和度（percutaneous arterial oxygen saturation；SpO$_2$）を多く用います．

筆者が臨床看護師の頃，夜勤中にある患者さんのモニターのアラームが鳴り，見るとSpO$_2$が70％まで低下して，不整脈が多発していました．あわてて訪室すると，患者さんはスヤスヤと眠っていました．ナースステーションに戻り，再びモニターを見ると，数値や心電図も正常でした．しかし，このような現象が頻繁に起こるので，しばらくベッドサイドで観察していると，睡眠中頻繁に呼吸が止まり，長いときは1分近くも呼吸をしていないことがありました．これが睡眠時無呼吸症候群なのです．

この患者さんは，何ともないといった表情で起床されましたが，非常に危険な疾患であることがわかりますね．

表2-9 ● ヒュー・ジョーンズ（Hugh-Jones）の分類

Ⅰ度	同年齢の健常者と同様の労作ができ，仕事，歩行，坂道を登ること，階段を昇ることができる
Ⅱ度	同年齢の健常者と同様に平地歩行できるが，坂道，階段の昇降では健常者に追いつかない
Ⅲ度	平地で健常者並には歩けないが，自分のペースでなら1.6km以上歩ける
Ⅳ度	休みながらでなければ平地を50m以上歩けない
Ⅴ度	会話，脱衣で息が切れるか，息切れのために外出できない

表2-10 ● ボルグスケール（Borg scale）

0：呼吸困難なし（none）
0.5：非常に軽微（very very slight）
1：軽微（very slight）
2：軽度（slight）
3：中等度（moderate）
5：やや高度（somewhat severe）
7：高度（severe）
9：きわめて高度（very very severe）
10：最大の呼吸困難（maximal）

表2-11 ● NYHAの分類

Ⅰ度	身体的活動を制限する必要のない心疾患者で，日常生活で疲労，動悸，息切れ，狭心痛が起こらない
Ⅱ度	身体的活動を軽度ないし中等度に制限しなければならない．安静時には何ともないが，普通の身体的活動で疲労，動悸，息切れ，狭心痛を起こす
Ⅲ度	身体的活動が著明に制限されている．普通以下の身体的活動で疲労，動悸，息切れ，狭心痛を起こす
Ⅳ度	軽い身体的活動の程度で愁訴を生じる．安静時にも心不全症状や狭心痛があり，軽い身体的活動で愁訴が増強する

③随伴症状の有無：チアノーゼ，冷汗，胸部圧迫感，胸痛，喘鳴，浮腫，静脈の怒張，喀痰，疲労感，倦怠感，意識障害など
④水分出納バランス，浮腫の程度
⑤姿勢：どのような姿勢をとっているか
⑥精神状態：不安，不穏，混乱，見当識障害など
⑦呼吸困難の程度：客観的に評価するために，ヒュー・ジョーンズ（Hugh-Jones）の分類（表2-9），ボルグスケール（Borg Scale．表2-10），NYHA（New York Heart Association）の分類（表2-11），VAS（visual analogue scale）などを用いるとよい．
⑧呼吸困難がいつ，どのようなときに起こったのか

2）安楽な体位の工夫

下田さんは，呼吸困難のため臥位を維持することができない状態である．安楽な体位を整え，呼吸を楽にする援助が必要である．

〔留意点〕
①全身の静脈還流を増大させないように下田さんの体位を工夫する．
②下田さんの呼吸筋や呼吸補助筋の緊張を取り除き，動きを妨げない体位により，酸素消費量を少なくする．

③下田さんは下肢に強い浮腫があるため，下肢の圧迫，皮膚の損傷が生じないよう，安全な体位と環境を整える．

〔具体的な方法〕
①ファーラー位，セミファーラー位，座位など，上体を挙上させた体位のうち，下田さんの希望を確認しながら，最も楽であると感じる体位に整える．
②下田さんに，安静は心臓の負荷を軽減させ，呼吸困難感を緩和するために重要であることを説明する．
③呼吸にとって安楽な，上体を挙上した体位は，支持基底面積を縮小するため局所の圧迫が増強する．また，呼吸困難による食欲不振で，栄養状態が低下していることが考えられるため，仙骨部などの褥瘡好発部位の除圧や定期的な体位変換を行う．
④下田さんがファーラー位，セミファーラー位を保持しているときは，腹部の緊張を緩和するために，膝下に枕を挿入する．このとき，下肢が重なりあったり，硬いものに触れたりしないよう，皮膚の損傷の予防にも留意する．

3）環境調整

呼吸困難を増強させる環境要因には様々なものがあるため，下田さんの呼吸困難が増強しないように適切な環境調整が必要である．また，下田さんは体力の消耗・疲労により，身の周りの環境整備などを自力で行うことが困難な状態である．心身ともに快適に過ごせるような環境調整を行う．

〔留意点〕
①下田さんの希望を取り入れながら室温，湿度を調整し，清浄な空気を保つ．
②塵埃，温度，湿度の変化など，呼吸困難を増強させる環境の変化が急激に起こらないように注意する．
③下田さんの体力の消耗が最小になるように，ベッド周囲の物品配置に留意する．
④下田さんの体位変換や体位の保持に伴って生じたリネンや寝衣の乱れを，適宜整える．

〔具体的な方法〕
①換気や病室の清掃時は，塵埃が舞い上がらないように注意する．
②ティッシュペーパー，ナースコールなど，下田さんが頻繁に使用するものは，ベッド上ですぐに手の届く位置に配置する．
③上体を挙上させた体位を長時間とっていると，シーツが下方にずれてしまうことがあるので，定期的にシーツのずれを補正し，しわを伸ば

す．下田さんに不快な感じがあれば遠慮なく知らせるよう説明する．

4）移動の援助

　下田さんは，病室の前のトイレに移動するだけでも息切れが生じているため，相当な体力の消耗と，活動耐性の低下があると考えられる．したがって，移動に伴う酸素消費量や体力の低下が最小となるような援助が必要である．

〔留意点〕
①下田さんの酸素消費量が過度に増加しないように，安楽な移動・移送の介助を行う．
②下田さんの動脈血酸素飽和度の変化に注意しながら移動の介助を行う．
③転倒・転落など，下田さんが移動に伴う事故を起こさないように，安全に移動の介助を行う．

〔具体的な方法〕
①検査室や診察室など，下田さんが病室から離れた場所へ移動する際は，車椅子を用いる．
②トイレまでの歩行による息切れが著しい場合は，下田さんの了解を得て，ベッドサイドにポータブルトイレを設置する（「6）排泄の援助」参照）．トイレでの排泄や洗面所での洗面を強く希望する場合は，車椅子で搬送する．
③車椅子で移送する際，下肢の浮腫により，血流が低下しているため，膝掛けなどを用いて下田さんの下肢の保温に努める．
④移動・移送時は，温度の変化や気流の変化，塵埃など，呼吸困難を誘発する要素に接する機会が多くなるため，酸素飽和度を測定しながら移動・移送の介助を行う．下田さんの酸素飽和度が低下したときは，安楽な体位をとり，深呼吸を促す．
⑤下肢に浮腫があり，傷つきやすい状態であるため，下田さんを車椅子で搬送する際には，壁やコーナーとの距離を十分にとり，皮膚の損傷に注意する．

5）食事の援助

　下田さんは，心臓のポンプ機能の低下による呼吸困難を起こしており，食事動作や消化吸収そのものがエネルギー消費量を高めるため，食事動作が苦痛になり，その結果食欲低下，栄養状態の低下が引き起こされる可能性がある．また，食事摂取による胃部の膨満は横隔膜を圧迫するので，呼吸困難を増強させる．

〔留意点〕
①下田さんの食事動作によるエネルギー消費量を最小にする．
②食事により呼吸困難感が増強しないように，食事の内容・量を調節する．
③下田さんの症状を軽減するためには水分や塩分を制限する必要があることを理解できるようにする．

〔具体的な方法〕
①食膳の運搬はエネルギー消費量を増加させるため，配膳，食事のセッティング，下膳を下田さんの状態と希望に応じて介助する．
②咀嚼によるエネルギー消費量を軽減するため，下田さんと相談しながら軟らかいものを用意する．
③下田さんの疲労や誤嚥を防ぐため，背もたれのある椅子に座ってもらうか，ベッドの頭側を座位の位置まで挙上し，安楽枕などで体位を固定し，頸部が前屈位で保持されるよう整える．
④消化がよく，栄養価の高い食事を，下田さんが少量ずつ何回かに分けて食べられるように提供する．
⑤水分制限や塩分制限の必要性，不満足感に対する対処方法を下記のように下田さんに説明する．
・心機能が低下すると，腎臓でナトリウムと水の排泄を減少させ，循環血液量を増大させようとする機序が起こる．そのためナトリウムの貯留が起こらないように，水分や塩分の制限を行っている．
・水分制限による口渇に対しては，含嗽や氷片の摂取で緩和を図る．
・塩分制限による味覚の不満足に関しては，ほかの調味料（からし，酢，レモン，だしなど）による味付けの工夫や，減塩調味料を紹介する．
・温かい物は温かく，冷たい物は冷たい状態で提供する．

6）排泄の援助

下田さんは，呼吸困難による活動耐性の低下や，水分制限により，便秘を引き起こしやすい状態であるため，便秘を予防し，排泄時の過度な努責を避けるよう，排便のコントロールを行う必要がある．

〔留意点〕
①下田さんの腹部膨満感や腸蠕動音を定期的に観察し，排泄機能の状態を把握する．
②便秘時は，腹部温罨法やマッサージにより，排便を促す．
③ベッドサイドでの排泄に対しては，下田さんの自尊心や羞恥心へ十分な配慮を行う．

〔具体的な方法〕
①腹部を観察し，便秘の有無の判断をする．
②下田さんの自覚症状に加え，浅い触診により，腹部全体の膨満感，深い触診により，腸のどの部分に便が貯留しているのかを確認する．
③結腸の走行に沿って腸蠕動音を聴診し，腸の動きを確認する．
④呼吸困難感による起座呼吸が軽減したら，下田さんにファーラー位または仰臥位で腹部温罨法とマッサージを次の要領で実施する．
・フェイスタオルを2枚用い，70℃程度の湯に浸し，しっかりと絞る．
・広げたタオルの温度を前腕内側に当てて確認してから，腹部に密着させる．
・寝衣がぬれないようにビニールで覆い，さらにバスタオルで保温する．
・腸の走行に沿って「の」の字を描くように圧迫しながらマッサージする．
⑤下田さんがポータブルトイレを使用するときは，以下の点に留意する．
・ベッドからの移動時に転倒したり，つまずいたりしないように，常にベッド周囲の整理整頓をしておく．
・ポータブルトイレはベッドの足元側に設置する．
・消臭剤の使用，換気を行い，不快なにおいがこもらないようにする．
・排泄中，下田さんがふらついたりすることも想定されるため，ベッド柵などにつかまることができるようにする．
・排泄後は排泄物の確認をし，速やかに処理する．

7）身体の清潔の援助

　下田さんは呼吸困難により発汗量が増加するため，皮膚が汚れやすい状態にある．しかし，入浴は温湯による体温上昇によって酸素需要量が増し，呼吸困難を増強させるため，最小限の酸素消費量や体力の消耗で皮膚の清潔を保つ必要がある．また，呼吸困難のために口呼吸をすると，口腔内が乾燥し，自浄作用が低下するため，下田さんの口腔内の清潔を保つ援助も必要である．

（1）全身清拭
〔留意点〕
①呼吸困難時には発汗量が増加するため，下田さんの皮膚をよく観察し，汚れの強い場合はていねいかつ手早く行う．
②安楽な体位を保持した状態で，呼吸困難を誘発しないように留意しながら実施する．

〔具体的な方法〕
①頸部や腋窩，背部，大腿内側など，皮膚と皮膚が接触する部位やベッドに接地している面は発汗により汚れやすいため，ていねいに清拭する．
②温度の急激な変化は下田さんの呼吸困難感を誘発するため，室内の温度の調整，掛け物による保温に配慮しながら清拭する．
③下田さんの呼吸困難が持続しており，体力の消耗が著しい場合は，沐浴剤を使用するなど，手早く清拭できるよう工夫する．
④下田さんの体位の保持が困難な場合は，看護師2人で実施し，1人が体位の保持を行い，もう1人が清拭するというように，役割を分担して実施する．

（2）口腔内の清潔

〔留意点〕
①下田さんの口腔内の乾燥を軽減し，上気道感染の予防に努める．
②下田さんは水分制限により口渇が生じる可能性があるため，制限内で口腔内の湿潤が保たれるように援助する．
③口腔ケアにより下田さんの呼吸困難が誘発されないように注意する．

〔具体的な方法〕
①下田さんがいつでも含嗽できるように，ベッドサイドに含嗽用膿盆と水を常備しておく．
②下田さんの口渇が強い場合は，冷たい水や氷片を用いるとよい．
③歯磨きや含嗽を行う場合は，下田さんの上体を起こし，頸部を前屈させ，胸部を圧迫しないような姿勢を保持する．

（3）部分浴（足浴）

〔留意点〕
①浮腫により脆弱化している下田さんの皮膚を傷つけないように実施する．
②下肢の清潔を保持すると同時に，下田さんの浮腫による苦痛の軽減を促進する．

〔具体的な方法〕
①下田さんは起座呼吸があるため，ベッド上での端座位もしくは椅子に座った姿勢で行う．
②座位のときにやや前傾姿勢がとれるように，オーバーベッドテーブルを用いたり，安楽枕を抱えさせたりして，下田さんが安楽な体位がとれるように工夫する．
③下田さんに足浴を行う際は，足を持ち上げ過ぎると体位が不安定になり，苦痛が増強するため，浅いベースンを用いるとよい．

④皮膚を擦るときは，軟らかいガーゼなどを用い，下田さんの皮膚を傷つけないように注意する．
　⑤足浴と同時に軽く下田さんの下肢のマッサージを行い，浮腫の軽減を図る．

8）精神的援助

　不安や精神的ストレスは，心拍数の増加，呼吸促迫を引き起こし，換気量が増す．下田さんが「このまま死ぬのではないかと怖くなった」と言うように，呼吸困難は死の恐怖を伴い，それが呼吸困難を増強させるという悪循環を引き起こす可能性がある．下田さんの訴えを傾聴するとともに，精神的ストレスの緩和に努めることが必要である．

〔留意点〕
①下田さんが孤独感を抱かないように十分なコミュニケーションを図る．
②下田さんが感じている不安や苦痛について，十分に傾聴する．

〔具体的な方法〕
①下田さんを長時間，一人にさせないよう，適宜，訪床し，苦痛の程度や症状などについて話をする．
②下田さんが希望するのであれば，夜間でも弱い照明をつけておく．
③下田さんが苦痛や不安について訴えたときは，ベッドサイドの椅子に腰掛け，苦痛や不安について傾聴する．
④精神的な支えにおいて家族の存在が重要である場合は，下田さんがなるべく多くの時間，家族と一緒にいられるように配慮する．

4　演習課題

①酸素吸入が必要な患者の看護援助について考えてみよう．
②呼吸器の感染症により，気道内に過剰な分泌物が生じ，呼吸困難をきたしている患者に必要な看護援助を考えてみよう．
③悪性疾患の終末期，腹水が貯留して呼吸困難をきたしている患者に必要な看護援助を考えてみよう．
④検査結果を知らされ，過換気発作を起こし，呼吸困難を生じた患者に必要な看護援助を考えてみよう．

8 咳嗽と喀痰が出る患者への看護

A 咳嗽・喀痰についての基本的な知識

1 咳嗽・喀痰の仕組みと役割

　気管支は線毛上皮細胞に覆われており，その線毛運動によって，分泌物に吸着された塵やほこり，細菌や病原微生物，ウイルスなどの異物は，末梢の気管支から中枢に向かって気管支の表面を流れている．咳嗽（cough）は，気道内に異物が混入することを防ぎ，気道の線毛運動で除去できない異物や分泌物を体外に排出し，気道の浄化を図る役割を果たす**生体防御反応**の一つである（図2-13）．

　気道粘膜には，細菌や異物を吸着し，気管支を覆っている線毛上皮細胞の線毛運動によって気道を通過して，細菌や異物を咽頭，口側に向かって洗い流しながら，咽頭に押し上げるエスカレーター機能がある（図2-14）．

図2-13 ● 咳嗽反射

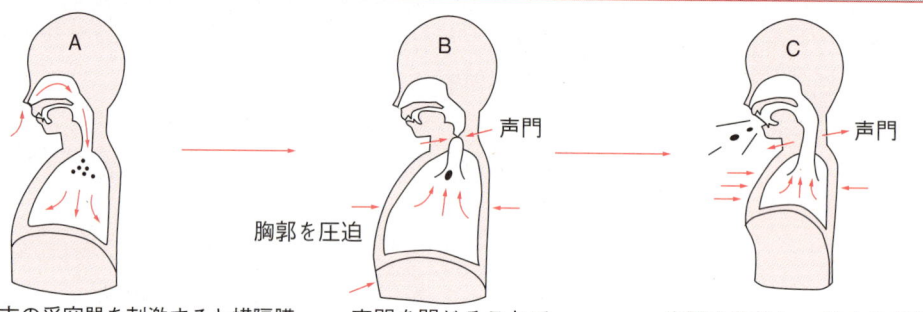

A 異物が気管支の受容器を刺激すると横隔膜が収縮し，肺が広がって肺内に空気が入る

B 声門を閉じることで胸郭に圧をかける（胸郭を圧迫）

C 声門を開放し，肺内の空気とともに異物を排出する

図2-14 ● 気道のエスカレーター機能

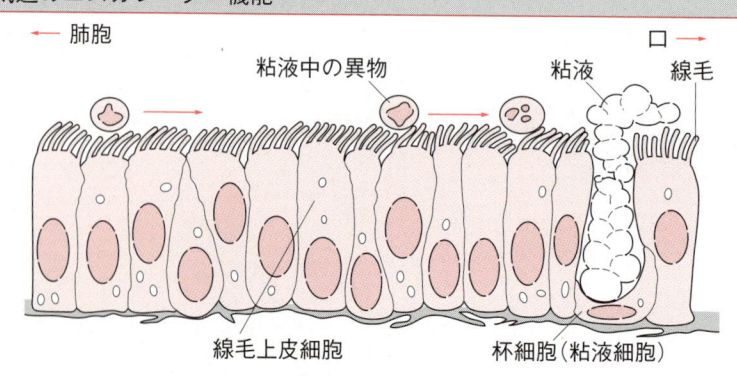

←肺胞　　口→
粘液中の異物　粘液　線毛
線毛上皮細胞　杯細胞（粘液細胞）

咽頭まで押し上げられた細菌や異物を含んだ気道粘液は，嚥下したり，痰として吐き出されたりする．これが喀痰（sputum）であり，これも生体にとっては防御反応の一つである．

2 咳嗽・喀痰の原因と身体への影響

　咳嗽は，咳嗽が起こる要因と刺激によって誘発される．咳嗽の主な要因には自然環境要因（気候，大気汚染，刺激性ガスなど），生活要因（喫煙，塵埃，屋内外の温度差など），加齢要因（線毛運動の減少，誤嚥など），病態要因（呼吸器疾患，心疾患，アレルギーなど）などがある（表2-12）．また，咳の性質によって分類した原因疾患を表2-13に示した．咳嗽を発生させる刺激には水や食物などを誤って気管に飲み込むなどの機械的刺激，有害な薬品を吸い込むなどの化学的刺激，気管支炎などの炎症性刺激，冷たい空気を急に吸い込むなどの寒冷刺激などがある（表2-14）．

　一方，喀痰（気道粘膜が分泌過剰になる）の原因としては，細胞数の増加，腺組織の肥大あるいは増生，組織の滲出物，外界からの異物，病原微生物などがある．

　咳嗽や喀痰は激しい筋肉運動であり，時として安眠を妨げたり，エネルギーを消耗（1回の咳嗽で約2kcal）したり，さらには不安の増強をもたらす．咳嗽，喀痰の誘因と誘発刺激を把握し，それに対する適切な対処を

表2-12 ● 咳嗽の要因

要　因	状　況
自然環境要因	・気候：空気の乾燥，冷たい空気，高温の空気 ・公害：大気汚染，石綿沈着 ・ガス：刺激性ガス
生活要因	・喫煙，塵埃 ・屋内外の温度差
加齢要因	・線毛運動の減少 ・誤嚥
病態要因	・呼吸器疾患：咽頭炎，喉頭炎，気管支炎，肺結核，喘息，縦隔腫瘍，アスベスト肺など ・心臓疾患：心不全 ・気道刺激：異物，炎症など ・アレルギー：犬，猫などの小動物，花粉など

表2-13 ● 咳の性質による原因疾患の分類

湿性咳嗽	細菌性気管支炎，細菌性肺炎，気管支喘息，慢性気管支炎，気管支拡張症，後鼻漏，肺結核，COPDなど
乾性咳嗽	マイコプラズマやクラミジアによる気管支炎や肺炎，気胸，薬剤性肺炎，過敏性肺炎，間質性肺炎，肺癌，胃食道逆流，ACE阻害薬による副作用，咳喘息，肺結核，COPDなど

表2-14 ● 咳嗽を発生させる刺激

機械的刺激	・誤嚥の刺激 ・気管・気管支に喀痰が出た刺激 ・気道内に異物が入った刺激（喫煙，塵埃） ・腫瘍やリンパ節腫脹などによる気道の圧迫
化学的刺激	・気道にとって有害な薬品（亜硫酸ガス，塩素，臭素，アンモニアなど）を吸い込んだ刺激 ・胃液・鼻汁の吸引 ・薬物（アンギオテンシン変換酵素）の刺激
炎症性刺激	・気管支炎などで気管支がただれた刺激 ・気道粘膜の充血，浮腫，気管支炎など
温度刺激	・冷たい空気や高温の空気を急に吸い込んだ刺激

行って，患者の心身の苦痛を緩和することが必要である．

B 咳嗽・喀痰によって起こりうる問題と留意点

1 咳嗽・喀痰によって起こりうる問題

咳嗽・喀痰によって起こる身体への影響は以下のとおりである．また，咳嗽・喀痰によって起こりうる問題の関連図を図2-15に示した．

①咳嗽により自然な呼吸リズムが阻害され，換気量が変化する．さらに喀痰が多量に分泌し，気道狭窄をきたして換気が妨げられると呼吸困難となる．

②咳嗽に伴う呼吸筋の過剰な運動により，体力の消耗，肋間筋の筋肉痛，安楽の阻害などが起こりうる．

③咳嗽反射が起こっているとき，胸腔内圧は異常に上昇しており，心臓の右心室に還流する血液量を低下させることになるため，右心不全を誘発することがある．咳嗽による胸腔内圧の上昇は，ほかにも失神，肋骨骨折，気胸などの合併症を引き起こす危険がある．

④激しい咳嗽により腹腔内圧が上昇し，尿・便失禁，脱肛，子宮脱などの合併症を引き起こす場合もある．

⑤咳嗽や喀痰が多く，症状が持続すると，患者は呼吸困難の不安を抱く．

2 咳嗽・喀痰が出る患者を看護するうえでの留意点

咳嗽・喀痰が出るときは，以下の点に留意する．

①咳嗽・喀痰に伴う呼吸リズム，換気量の変化に注意し，安楽な呼吸が保たれるようにする．

図2-15 ● 咳嗽・喀痰によって起こりうる問題の関連図

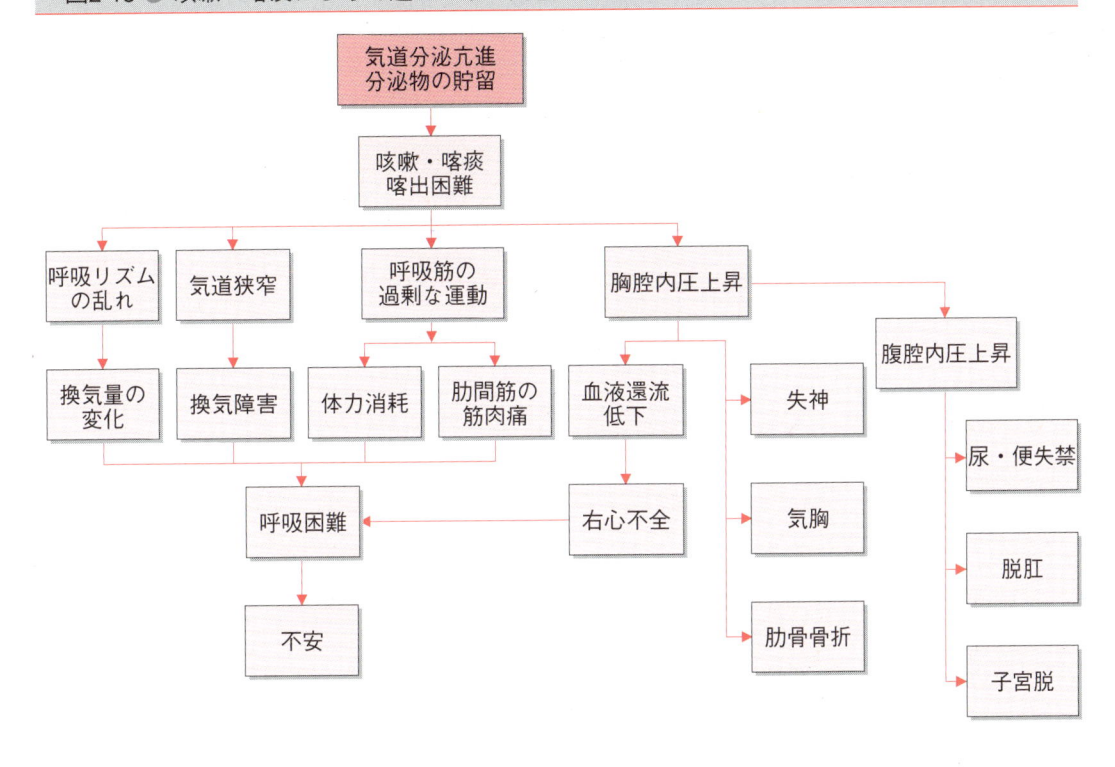

②喀痰の喀出を促し，咳嗽に伴うエネルギーの消耗や筋肉の疲労を最小にする．
③咳嗽の要因や誘発因子を調整することにより，咳嗽を緩和し，合併症を予防する．
④心理的な援助により，不安や恐怖を軽減する．

C 咳嗽・喀痰が出る患者の事例

咳嗽・喀痰の原因や誘発因子は様々であり，それぞれで対処の方法も異なってくるが，ここでは呼吸器疾患に伴う咳嗽と喀痰喀出困難がある患者の事例について考える．

1 患者の紹介

中田さん（仮名）は23歳，女性．気管支喘息の急性増悪により，昨日，入院となった．激しい咳嗽と多量の喀痰があり，夜間はほとんど眠れていないようであった．中田さんは，なかなか治まらない咳嗽に，疲労と胸部の疼痛が生じている．「痰がなかなか切れない」と苦しそうに咳嗽を繰り

返し，「この苦しさはいつまで続くのだろう．このまま治まらなかったら，死んでしまうのではないか」と訴えている．また，多床室であるため，「咳がうるさくて，ほかの患者さんに迷惑がかかってしまう」と申し訳なさそうにしている．

2 患者のとらえ方

　喘息は気管の炎症による発作性の咳嗽である．気管支の毛細血管の透過性が高まり，滲出液が多量に分泌し，咳嗽と喀痰が出現するものであり，現在の中田さんはこの状態にある．また，繰り返す咳嗽による疲労，胸部の疼痛により，喀痰を十分に喀出できない状態である．

　このままの状態が続くと中田さんは，

　①持続する咳嗽による体力の消耗，疲労が増強する，

　②喀痰の喀出困難により，呼吸困難感が出現して心身の苦痛が増強する，

　③気道の浄化が不十分になり，呼吸器合併症を引き起こす危険性がある，

などの様々な問題が生じる可能性がある．また，中田さんは20歳代の若い女性であり，症状に伴う将来への不安があると思われる．さらに多床室という環境が，中田さんにとっては安心して療養できない要因になる可能性がある．

3 技術の適用

1）観　察

（1）バイタルサイン，呼吸状態

〔留意点〕

①中田さんの全身の疲労を考慮し，安楽な体位で実施する．

②寒冷刺激は中田さんの咳嗽発作を誘発するため，温度の調節に配慮する．

〔具体的な方法〕

①過度な咳嗽に伴う頻脈，血圧上昇の有無を確認する．

②気管支の炎症による発作であるため，体温上昇の有無を観察する．

③咳嗽・喀痰による呼吸困難に伴う経皮的動脈血酸素飽和度（SpO_2）の変化を観察する．

④安楽枕などを用いて中田さんが呼吸がしやすい体位を保持して測定する．

⑤胸部の聴診や体温計の挿入，寝具の調整の際は，気流が中田さんの皮

膚に直接，影響を及ぼさないように配慮する．
⑥胸部の聴診により，呼吸音の異常の有無，異常呼吸音が聴診される部位を確認する．
⑦胸部X線撮影の陰影によって，病変部位を確認する．

（2）咳嗽の程度と強さ

咳嗽は呼吸筋を過剰に動かすため，体力の消耗，疲労，倦怠感をもたらす．また，胸腔内圧の上昇などによる様々な合併症を引き起こす危険性もあるため，咳嗽の程度や強さを観察し，中田さんの全身状態に，どのような影響を及ぼしているのかを判断する必要がある．

〔留意点〕
①中田さんの咳嗽の強さ，頻度が生理的範疇のものであるか，病的なものであるのかを見極める．
②中田さんには，どのような咳嗽が，どのようなときに出ているのかを把握する．
③咳嗽の随伴症状の有無を確認する．

〔具体的な方法〕
①咳嗽に伴う呼吸数やリズム，深さなどの変化を注意深く観察する．
②咳嗽の持続時間や，咳嗽が起こる前の中田さんの行動や刺激の有無を確認する．
③表情や顔色，発汗の有無，体位などから，中田さんの咳嗽による疲労の程度を観察する．
④咳嗽の随伴症状として，呼吸困難感，呼吸筋の筋肉痛，胸痛や出血の有無を観察する．

（3）喀痰の量と性状

中田さんは，痰がからむ感じや，喀出困難感を自覚しているため，痰の量と性状の把握により，気道の浄化をどの程度妨げているのかを理解する必要がある．

〔留意点〕
①喀痰の色調や粘稠度の観察により，喀出の困難さの程度を確認する．
②喀痰の性状に影響する中田さんの日常生活行動の程度を確認する．

〔具体的な方法〕
①喀出された喀痰の色調や粘稠度を確認する．
②喀痰喀出後の呼吸音を観察し，気道内への残留の有無と程度を確認する．
③喀痰喀出時の表情や顔色，呼吸状態から，中田さんの喀痰喀出に伴う苦痛の程度を確認する．
④中田さんの水分摂取状況，水分出納バランスを確認する．

⑤中田さんのベッド上における体動の程度，離床状況を確認する．

2）安楽な体位の保持

　咳嗽や喀痰の貯留による呼吸リズムや換気量の変化に伴う中田さんの呼吸困難感を最小にするために，安楽で効果的な呼吸運動が行えるよう，体位の工夫が必要である．

〔留意点〕
①胸式呼吸ではなく，腹式呼吸が行えるように中田さんの体位を整える．
②腹部の呼吸筋の運動がスムーズになるように中田さんの体位を整える．

〔具体的な方法〕
①中田さんにはファーラー位または座位になってもらい，横隔膜を下げる．
②猫背になると，胸郭の拡張が妨げられるため，猫背になりすぎないよう，中田さんに声をかけたり，安楽枕などで体位を調整したりする．
③側臥位になったとき，下側の胸郭可動性が障害されるため，中田さんの腋窩に枕などを挿入し，下側の胸郭の可動性を確保する．
④咳嗽時は，やや前傾姿勢がとれるように，中田さんにオーバーベッドテーブルに覆いかぶさるような姿勢や，大きめの枕を抱えるような姿勢をとってもらう．
⑤頭側をやや高く保ち，中田さんの膝下に安楽枕を挿入するなどして，腹部の緊張を緩和する．

3）喀痰喀出の援助

　一般に，排痰に必要な要素として「重力」「痰の粘稠度」「空気の量と速度」があげられている．中田さんの痰は，「なかなか切れない」ことから，痰を排出するのに必要な要素を提供することにより，痰が喀出しやすくなるような援助が必要である．これらの各要素について，中田さんの状態に適した方法を考える．

（1）重力の利用（体位ドレナージ）

〔留意点〕
①痰のある部分を上にして，重力を利用した痰の移動を促す．
②中田さんの排痰体位の持続に伴う不快症状に注意する．

〔具体的な方法〕
①呼吸音の聴診を行い，痰が貯留している部位を特定する．
②中田さんの痰が貯留している部位が上になるように体位を整え，安楽

枕などを使って体位を安定させる．
③側臥位は，前傾60°以上となるように整える．
④中田さんが体位ドレナージ中は，心悸亢進，呼吸困難感，疼痛，悪心などの気分不快の有無を頻繁に確認する．

（2）痰の粘稠度の調整
〔留意点〕
①中田さんが喀痰を喀出しやすいように，水分補給によって痰の粘稠度を下げる．
②気道内および口腔内の湿性を高め，喀痰のエスカレーター機能が効果的に働くようにする．

〔具体的な方法〕
①中田さんに水分を補給すると，喀痰が軟らかくなり，粘液分泌が促されるため，喀痰が喀出しやすくなることを説明する．
②中田さんがいつでも水分補給，含嗽を行えるように，ベッドサイドに水分や含嗽用膿盆を常備しておく．
③中田さんの希望も取り入れながら，病室の温度と湿度（50％以上）を調節する．
④口腔内の清潔を保ち，唾液の分泌を促進することで，中田さんの口腔内，上気道の湿性を保つ（「5）セルフケア不足への援助，（2）清潔」参照）．

（3）空気の量と速度の調整
〔留意点〕
①吸気量の増加を促し，気流により気道内に貯留した痰の可動性を高める．
②呼気流量と流速を高めることにより，中田さんに効果的な喀痰の喀出を促す．

〔具体的な方法〕
①中田さんに腹部や横隔膜に意識を集中し，腹式呼吸を行うように説明する．
②中田さんの背部をベッドから開放し，背側の肺が十分に膨らむように体位を整える．
③中田さんに息を吸い込んだ後，軽く口を開け，喉を開いた状態で一気に空気を吐き出すようにすると，胸腔内圧の上昇を予防でき，少ない疲労で痰が喀出できることを説明し，実施を促す．

4）環境調整

空気の乾燥や冷たい空気，空気中の塵埃などの環境要因は，中田さんの

咳嗽の誘発因子となりうるため，それらを除去するようにし，適切な環境調整をする．また，中田さんは多床室に入室しており，同室患者に迷惑をかけているのではないかと気にしているため，同室患者への配慮が必要である．

〔留意点〕
①室温の急激な変化を起こさないように注意しながら，定期的に中田さんの病室の換気を行って，室内の塵埃を屋外へ出す．
②空気に適度な湿度を与えて，中田さんの気道粘膜への刺激を最小限にする．
③医療者の行為が咳嗽の誘発因子を発生させることがないように行動する．
④中田さんの心身の安静が保てるような環境を整える．

〔具体的な方法〕
①定期的に窓を開放して空気を入れ替える．このとき，外部からの風が直接，中田さんに当たらないように注意する．
②空気が乾燥しているときは，加湿器で加湿する．
③寝衣やリネンを交換するときは，塵埃が飛散しないように静かに行う．
④中田さんの希望に応じて照度や騒音を調節し，安静に休息できる環境を整える．
⑤喀出した喀痰の処理がしやすいように，ティッシュペーパーを手元に置き，ベッドサイドにゴミ箱を設置しておく．
⑥中田さんの症状について同室患者に説明し，理解を得るよう努める．

5）セルフケア不足への援助

中田さんは，咳嗽・喀痰喀出困難による体力の消耗が激しく，日常生活行動も自力では十分に行えない状態であると考えられる．様々な日常生活行動において，どのような部分にどのような援助が必要であるのかを見極めたうえで，援助を行う必要がある．

（1）移　動
〔留意点〕
①中田さんの体力の消耗の程度を考慮し，適切な移動手段を選択する．
②中田さんの移動時の事故を防止するため，環境を調整する．
③移動中の中田さんの咳嗽・喀痰に速やかに対処できるような準備をする．

〔具体的な方法〕
①検査室など，中田さんが病室から離れた場所へ移動する際には車椅子

を使用する．
②トイレや洗面所など，中田さんが病室から近い場所へ移動するときには看護師がそばに付き添う．
③中田さんのベッド周囲や移動時に通る廊下の障害物を除去しておく．
④移動による温度変化が中田さんの咳嗽の誘発因子となるため，上着や膝掛けを使用する．
⑤冷たい空気や塵埃を吸い込まないように，中田さんが移動する際はマスク着用を促す．
⑥中田さんの移動時はティッシュペーパーやタオルを持参し，喀痰の喀出が速やかに行えるようにする．

(2) 清　　潔
〔留意点〕
①過度な咳嗽により発汗が促進されるため，中田さんの発汗による身体の汚れを除去する．
②口腔内を清潔にすることで，中田さんの気道内の湿潤環境を保持する．

〔具体的な方法〕
①発汗による皮膚の汚れが著しいときは，毎日の全身清拭に加え，適宜部分的な清拭を手早く行う．
②頸部，腋窩，背部など，発汗の多い部位をていねいに清拭する．
③いつでも含嗽ができるように，中田さんのベッドサイドに水と含嗽用膿盆を常備しておく．
④食後は歯磨きを促す．中田さんが歩行できるようであれば洗面所まで付き添う．歩行が困難であれば，周囲が汚染しないように準備を整え，ベッド上での歯磨きを促す．

(3) 食　　事
〔留意点〕
①体力の低下，疲労により食欲が減退するため，中田さんの好みに応じた食べやすいものを用意する．
②咳嗽を誘発する食物は避ける．
③激しい咳嗽はエネルギーを消耗し，多量の痰は水分とたんぱく質を消失するため，可能であれば高たんぱく，高エネルギーの食物を摂取してもらう．

〔具体的な方法〕
①中田さんの好みを聞いて，現在，何を食べたいのか，何を食べることができるのかを確認する．
②過度に冷たい物や，粉っぽい物は咳嗽を誘発するため，特に中田さ

の希望がなければ控える．
③中田さんの食事への意欲や体力の消耗の程度を把握し，食べやすい形状のもの，喉を通りやすいものを選択する．

4 演習課題

①胸部の手術後，創部の疼痛のため，咳嗽・喀痰が困難な患者の看護について考えてみよう．
②結核など，感染性の疾患による咳嗽・喀痰のある患者に必要な看護援助を考えてみよう．
③発作性の乾性咳嗽がある患者への看護援助を考えてみよう．

9 動悸（心悸亢進）のある患者への看護

A 動悸（心悸亢進）についての基本的な知識

1 動悸とは

　動悸（palpitation）とは，心臓の拍動を不快感や違和感を伴って自覚するものであり，心悸亢進と同じ意味で用いられている．心臓が「ドキドキする」あるいは「ドキンとする」と表現されることが多い．動悸の自覚の程度には個人差があるため，症状の強さがそのまま重症度を表すとはかぎらない．また，動悸は心疾患のみに起こるわけではなく，健常者でも精神的な不安があるときや運動したときに感じることがある．

2 動悸のメカニズムと原因

　動悸は，心拍数の変化，心収縮力の増大・変化，心拍動のリズム不整によって生じるため，その観察は重要である．そのメカニズムは，心臓に作用する自律神経系（交感神経と副交感神経）や内分泌ホルモン，電解質などが何らかの原因で影響を受けた場合や，疾患などにより心臓の刺激伝導系や心筋に異常をきたすことによると考えられている．

　動悸は，その原因別に生理的動悸，心原性の動悸，心因性の動悸，その

表2-15 ● 動悸の種類とメカニズム

	動悸の種類	メカニズム
生理的	運動，気温，妊娠・分娩	酸素需要が高まることで心拍数が増加する
心原性 不整脈性	頻脈性：発作性上室性頻拍，心房細動・粗動など 徐脈性：房室ブロック，洞不全症候群	心拍動のリズムが不規則になる．1回心拍出量と心筋収縮力が増大・変化する
非不整脈性	心臓弁膜症，虚血性心疾患，心筋症など	血液の逆流や異常な流れに対する代償により心拍動が増大する
心因性	パニック発作 不安神経症 精神的興奮・緊張	心拍動に対して敏感になる．自律神経系に作用し，心拍数が増加する
その他	甲状腺機能亢進症 薬剤 貧血，呼吸器疾患 低血糖 ダンピング症候群	・ホルモンの過剰分泌により代謝が促進され，酸素消費量の増加により心拍出量，心拍数が増加する ・交感神経が刺激，副交感神経が遮断される ・全身の酸素供給不足に対する代償により，心拍出量，心拍数が増加する ・交感神経が刺激される ・摂取した食物が急速に小腸へ移動し，血管内の水分が腸管内に移動することで循環血液量が減少する

他に分類することができる（表2-15）．動悸の原因は様々であるが，その原因により対応の仕方は異なってくる．

B 動悸によって起こりうる問題と留意点

1 動悸によって起こりうる問題

動悸によって起こる身体への影響は以下のとおりである．
①心原性の動悸では，動悸が持続することで心拍出量の減少をきたし，血行動態に影響を与えることがある．
②動悸により，不快感や苦痛だけでなく不安感が生じる．動悸が強い，あるいは持続する場合は不安がさらに増強し，自律神経系を刺激することで，動悸を誘発したり悪化させることもある．
③食事，運動，排泄などの日常生活行動に伴う動悸が生じると，また起こるのではないかという不安から行動を回避するようになる．

2 動悸を自覚する患者を看護するうえでの留意点

動悸時は以下の点に留意する必要がある．
①動悸の起こり方や随伴症状，病歴の聴取，バイタルサインの観察，心電図などの検査から動悸の原因を探り，緊急性の有無を判断する．
②動悸を軽減するために，安楽な体位をとり，患者の安静を保つ．
③動悸と生活行動との関連の有無と程度を判断し，動悸の原因に応じた日常生活の援助を行う．
④心理的な援助により不安を緩和する．

C 動悸（心悸亢進）のある患者の事例

動悸の原因には様々なものがある．ここでは，原因が不明ではあるが，動悸を自覚する頻度が高くなった患者の事例について考える．

1 患者の紹介

大林さん（仮名）は70歳代，男性．「動くと胸がドキドキして息が苦しい感じがします．以前からこういう感じはあったけれど，最近になってドキドキする回数が増えてきた気がします．何か重い病気じゃないかと心配です」と訴えて外来を受診した．動悸を主訴に精査目的で入院となった．入院時からモニター心電図を装着している．

2 患者のとらえ方

　大林さんは，労作時に動悸がみられている．労作時の動悸は，不整脈や心臓弁膜症などの心原性によるもの，呼吸器疾患や貧血，心不全の合併などが原因として考えられる．心原性の動悸や心不全では，血圧や意識レベルの低下，呼吸状態の悪化をきたし，緊急を要することがある．

　大林さんは，最近になり動悸の回数が増えてきたことから，その原因が重い病気ではないかという不安，労作時の動悸であるため動くことに対する不安があると考えられる．さらに，70歳代と高齢であり，入院に伴う環境の変化や検査に対しても不安が生じてくるであろう．不安があることで動悸を強く感じやすくなったり，不眠の原因にもなるため，動悸の誘発や悪化につながる．また，動くことに対する不安により活動が制限され，日常生活行動が低下する恐れがある．

3 技術の適用

1）バイタルサインの測定と観察

〔留意点〕

①大林さんはこれから動悸の原因を精査するが，その過程で緊急を要する事態におちいる可能性もあるため，検査結果を把握するとともに，注意深く観察する．

②脈拍，心拍数は，1分間，正確に測定し，性状も観察する．

③大林さんの動悸発生時にはすぐにベッドサイドに行き，表情や発汗の有無，意識状態の観察を行う．特に，動悸が続いている場合には，動

実習中緊張したときには

　心臓は「心の臓器」と書くように，不安や緊張，ストレスによって影響を受けやすい臓器です．緊張や不安が強いときには交感神経が高まり，心拍数が増加して動悸を感じることがあります．反対に，リラックスして動悸を落ち着かせるのは副交感神経です．学生が一番緊張するのは，実習初日に病棟に入るとき，あるいは受け持ちの患者さんと初めてお会いするときかもしれませんね．学生から「ドキドキして心臓がバクバクする感じ．口から心臓が飛び出そう……」と聞くことがあります．緊張するのは自分だけでなく周りの学生も同じです．緊張してドキドキしてきたと思ったら，まず深呼吸し気持ちを落ち着かせましょう．固い表情をやわらげ笑顔を作りましょう．ベッドサイドにはきっと笑顔の患者さんが待っていてくれるはずですから……．

悸に関するインタビューを行いながら，バイタルサインを観察し，心電図の波形を観察する．

④緊急性がある場合は，すぐに医師に報告する．

〔具体的な方法〕

下記の項目について大林さんの情報収集を行う．

①意識状態：大林さんの意識レベルの低下がないか，めまいや失神発作がないか観察する．

②動悸の症状：大林さんの動悸が出現した状況，動悸の性状について聴取するとともに，今まで経験した動悸との違いがあるか否かを確認する．

③随伴症状の観察：動悸の随伴症状として，息切れ，胸部不快感，悪心，めまいなどはないか，またその程度について観察する．

④血圧：大林さんの血圧低下に注意して，迅速に測定する．

⑤脈拍：通常は橈骨動脈で触診し，脈拍数，欠損，リズム，強弱，速度，緊張度，左右差などを1分間測定する．脈拍欠損がある場合は心拍数も測定する（表2-16）．

⑥呼吸：呼吸困難感の有無，呼吸数，呼吸形態を観察する．呼吸状態に変化がある場合には，SpO_2の低下，チアノーゼなど低酸素症状の出現に注意する．

⑦心電図モニター：

・大林さんが動悸を訴えた場合には，波形の変化や不整脈の出現に注意

表2-16 ● 脈拍異常の観察ポイント

項 目	観察ポイント		考えられる病態
脈拍数	100以上 60以下	頻脈 徐脈	洞性頻脈，発作性上室性頻拍，心房細動 洞性徐脈，房室ブロック
リズム	規則的な整脈か 不規則な不整脈か	脈拍欠損	期外収縮　心房細動
大きさ	触知している脈を押し上げる強さ （1回拍出量を示す） 1回拍出量が多い 1回拍出量が少ない 大脈と小脈が交互	 大脈 小脈 交互脈	 大動脈弁閉鎖不全症，甲状腺機能亢進症，血圧上昇など 大動脈弁狭窄症，急性心筋梗塞など 心不全，心筋症など
遅速	立ち上がりの速度を示す 脈拍が急に触れる 脈拍がゆっくり触れる	 速脈 遅脈	 大動脈弁閉鎖不全症，甲状腺機能亢進症など 大動脈弁狭窄症など
緊張度	圧迫したときに脈拍が触知されなくなる強さ 強く圧迫しても脈拍が触れる 弱い力でも脈拍が触れなくなる	 硬脈 軟脈	 高血圧，動脈硬化など 血圧の低下など
左右差	左右の動脈を同時に触知 血管の狭窄や閉塞がある場合に左右差がある		大動脈炎症候群，動脈硬化など

してモニター心電図を確認する．
・動悸の鑑別や緊急性の判断のために12誘導心電図の測定が必要な場合には，大林さんに説明し，同意を得て実施する．その際，胸部を露出してもらうため，カーテンを閉めてプライバシーを確保する．

⑧検査結果：
・心不全徴候や心疾患，呼吸器疾患の有無の観察に胸部レントゲン，心電図検査が，貧血や電解質異常，低血糖などの確認に血液検査が有用になる．
・各種検査結果を把握することが，動悸発生時の迅速な対応につながる．

2）安楽な体位の保持

〔留意点〕
①大林さんの動悸時には，安静を保つことで心仕事量の軽減を図る．
②衣服による締め付けは，交感神経を刺激し，動悸を増強するため，その選択には注意する．
③左側臥位は，大林さんが自身の心拍を感じやすくなることを説明する．

〔具体的な方法〕
①衣服：大林さんの了解を得て，胸部を締め付けないような衣服を着用してもらう．
②体位：
・大林さんに希望を聞き，安楽な体位とする．左側臥位を避けたほうがよいことを説明し，ファーラー位もしくは水平仰臥位をとってもらう．
・心不全が疑われる場合は，痰が喀出しやすく，呼吸が楽になる起座位やファーラー位とする．
③指導：動悸時は衣服や体位による胸部の圧迫を避け，安静を保つこと，心負荷をかけないようゆっくりと上体を動かすように説明する．

3）清潔の援助（清拭）

〔留意点〕
①大林さんは精査中であり，動悸の原因が明らかになっていない．そのため，清拭による温熱刺激や施行中の体位変換により，血圧の変動や重症不整脈を引き起こす可能性があることから，常にバイタルサインの変動に注意する．
②連続した動作は心筋酸素消費量を増やし，心負荷をかけるため，清拭

の前後は大林さんの安静を保つ．

〔具体的な方法〕

①大林さんの希望も聞きながら室温，湿度を適切に調節する．
②清拭前に症状がないかを確認する．また，清拭中に症状が出現した場合はすぐに知らせるよう説明する．
③大林さんの症状の有無や程度に応じて，臥位または端座位で行う．
④掛け物を用いて露出を少なくし，保温に留意する．
⑤拭ける箇所はなるべく大林さん自身に拭いてもらう．
⑥大林さんは心電図モニターを装着しているため，電極を除去した後の皮膚の状態を観察し，電極のゲルが残らないように清拭する．清拭後，皮膚のトラブルを避けるために位置を変えて新しい電極を貼付する．
⑦清拭中は大林さんの表情や言動を観察し，症状が生じた場合には清拭を中断し，安楽な体位にする．

4）排泄の援助（排便習慣の観察）

〔留意点〕

①排便時の努責は血圧を上昇させ，心臓への負荷がかかるため，大林さんに，排便習慣を整え，努責を避けるよう指導する．
②移動に対する不安がある場合には，大林さんと相談し，車椅子によるトイレへの移動，ベッド上での排泄も視野に入れて援助する．
③和式トイレは腹圧がかかり血圧が上昇するため，洋式トイレでの排泄を促す．

〔具体的な方法〕

①大林さんに排便回数，便の硬さ・量を確認する．
②食事摂取量，水分摂取量を把握する．
③便秘が疑われるときには，腹部膨満感や排ガスの有無を聴取する．また，腹部を観察し，腹部緊満の有無，腸蠕動音の有無を観察する（便秘時の援助は，「⑬便秘のある患者への看護」を参照する）．
④移動と排泄方法の選択：トイレまで移動することへの不安がある場合には，移動と排泄方法について大林さんと相談し，変更する．床上またはポータブルトイレによる排泄の場合には，カーテンを閉めてプライバシーを確保し，羞恥心に配慮する．
⑤大林さんに下記の内容について指導する．
・血圧の上昇を防ぐために，和式トイレでの排泄と排便時の努責を避けるよう説明する．
・移動に対する不安がある場合には，無理な移動はせず，ナースコールをするよう説明する．

5）精神的援助

〔留意点〕

①大林さんはどのような不安を抱いているのかについての思いを傾聴する．

②動悸は，原因が確定すれば，それに応じた治療が可能であることを説明し，大林さんの不安の軽減を図る．

③検査や治療開始前には，70歳代である大林さんが理解できるよう，わかりやすく説明し，前向きにとらえられるようにする．

④不安があることで大林さんの睡眠が障害され，睡眠の不足が動悸の原因となることもある．睡眠状態を観察するとともに，睡眠が確保できるよう援助する．

〔具体的な方法〕

①大林さんから動悸の訴えがあったとき，もしくは心電図モニター上，不整脈が出現したときには，安心してもらえるように，すぐにベッドサイドに行き，声をかける．

②大林さんが動悸に対してどのような思いや不安を抱いているかを傾聴する．

③連続した労作を避け，無理のない行動をとること，体位，清潔や排泄などの方法を工夫することが，動悸の予防や軽減につながることを大林さんに説明し，協力を得る．

④検査や治療開始前には，大林さんの理解度に合わせてわかりやすく説明し，わからないことがあれば，いつでも確認してよいことを伝える．

⑤不安に伴い睡眠の障害がないか，睡眠状態（睡眠時間，中途覚醒や入眠困難の有無）について大林さんに確認し，必要な援助を行う（不眠時の援助については，「④不眠のある患者への看護」を参照する）．

4 演習課題

①突然の動悸と強い不安感を訴えているパニック障害の患者の援助について，考えてみよう．

②糖尿病でインスリンの自己注射をしている患者が，動悸を訴えた場合の原因と援助について考えてみよう．

③不整脈がある患者から，リハビリテーションの訓練時に「動悸がする」と言われたら，どのような援助が必要か考えてみよう．

10 浮腫のある患者への看護

A 浮腫についての基本的な知識

　浮腫（edema）とは，体内の水分量（体重の60%）のうちの**間質液**（組織間液）が異常に増加した状態をいう．

　浮腫は，眼瞼，手背，足背，脛骨前面から足首，外陰部などに生じやすく，それぞれの部位を母指で圧迫して圧痕を認めることにより確認できる．

　全身性浮腫を引き起こす原因には，栄養障害，循環器疾患，腎疾患，肝疾患，内分泌疾患などがあるが，まずは低アルブミン血症（2.5g/d*l*以下）の有無を確認する．**局所性浮腫**の原因には，血管性，リンパ性，炎症性，外傷性などがある．

　浮腫の発生の仕組みを図2-16に示す．

B 浮腫によって起こりうる問題と留意点

1 浮腫によって起こりうる問題

　浮腫によって起こる身体・心理への影響は以下のとおりである．
①皮膚・粘膜の血液循環が停滞するため，組織の栄養状態が低下する．
　皮膚・粘膜の生理機能が低下するため，皮膚が損傷しやすく，損傷すると治癒しにくく，感染しやすい状態となる．

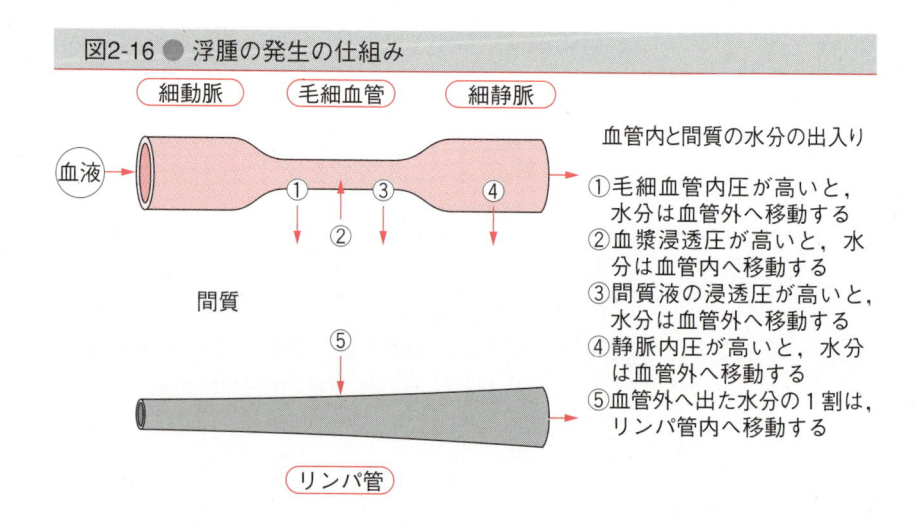

図2-16 ● 浮腫の発生の仕組み

血管内と間質の水分の出入り
①毛細血管内圧が高いと，水分は血管外へ移動する
②血漿浸透圧が高いと，水分は血管内へ移動する
③間質液の浸透圧が高いと，水分は血管外へ移動する
④静脈内圧が高いと，水分は血管外へ移動する
⑤血管外へ出た水分の1割は，リンパ管内へ移動する

②皮膚感覚が鈍くなる．
③唾液・消化液の分泌が減少するため，食欲が減退するだけでなく，消化・吸収能力も低下するため，栄養状態が低下する．
④腸管の浮腫により，腸の蠕動運動が不活発になり，便秘しやすくなる．腹水が貯留すると腸管が圧迫される．腹水貯留により息苦しいため，排便時に努責しにくく，排便困難になりやすい．
⑤下肢全体の浮腫，腹水貯留により，体動時にバランスを崩しやすく，歩行状態が不安定になり，ベッドからの転落，転倒の危険がある．
⑥腹水，浮腫の治療のために利尿薬を投与されると，頻尿になり，トイレへの歩行の回数が増加し，さらに疲労する．
⑦ボディイメージの変化により，自尊感情が低下し，回復意欲を損なうおそれがある．

2 浮腫がある患者を看護するうえでの留意点

浮腫がある患者への援助として，以下の点に留意する．
①バイタルサインや浮腫の変化，全身の状態を注意深く観察する．特に全身性の浮腫では重力の影響を受ける部位を観察する．
②患者が自覚している「まぶたが開けにくい」「足が重い」などの身体的な変化を注意深く聴く．
③安全で快適な環境を整える．
④皮膚・粘膜が脆弱になっているため，清潔に保ち保護する．
⑤水分出納量の観察と排泄の援助をする．
⑥心理的な援助により不安を緩和する．

C 浮腫のある患者の事例

浮腫の原因は様々であるが，ここでは肝硬変により浮腫が生じた患者の事例について考えてみる．

1 患者の紹介

小林さん（仮名）は50歳代前半，男性，運転手．妻と2人暮らし．40歳代後半から肝硬変症の治療のために入退院を繰り返し，仕事ができなくなった．今回は全身の浮腫，腹部膨満感，黄疸がみられたため入院した．小林さんは全身倦怠感が強く，日中はうとうとしていることが多い．両下肢の浮腫が著明で，歩行時にふらつきがみられる．「だるくて何もやりたくない」と，シャワー浴もしていない．歯磨きも促さないと実施せず，口臭がある．

食事は塩分4g制限食である．「薄味でまずい」「食べる気になれない」と言い，半分程度しか食べない．尿量が減少しており，排便は3日に1回程度である．

2 患者のとらえ方

　小林さんは肝硬変のため，血中アルブミン濃度の低下による血漿浸透圧の低下，および，門脈圧亢進により下肢に浮腫がみられる．浮腫によって皮膚粘膜が脆弱になっているため，清潔を保ち，感染を予防する必要がある．しかし，全身倦怠感が強いため，小林さんに負担がない方法で援助する．また，小林さんは，40歳代から肝硬変を抱えており，徐々に悪化している．50歳代で社会復帰が困難になると，今後，経済的な問題も含めて不安が大きくなると考えられる．

3 技術の適用

1）バイタルサイン，浮腫の観察

〔留意点〕
①小林さんの浮腫についての自覚症状をよく聴くとともに客観的な観察を行い，状態の変化を把握する．
②浮腫の観察，腹水，体重などの測定条件を一定にする．

〔具体的な方法〕
①体重測定：小林さんに，毎日，同じ条件で測定する必要性を説明し，実施する．
②浮腫の状態の観察：
・顔面の浮腫：朝，小林さんの上眼瞼を縦に5秒間つまむ（図2-17）．
・下腿：小林さんの脛骨の内側，足関節側1/3の部位を10～20秒間，指先で圧迫し，圧痕（圧窩）の有無と程度を観察する．足背も観察しやすい（図2-18）．

図2-17 ● 上眼瞼での浮腫の観察

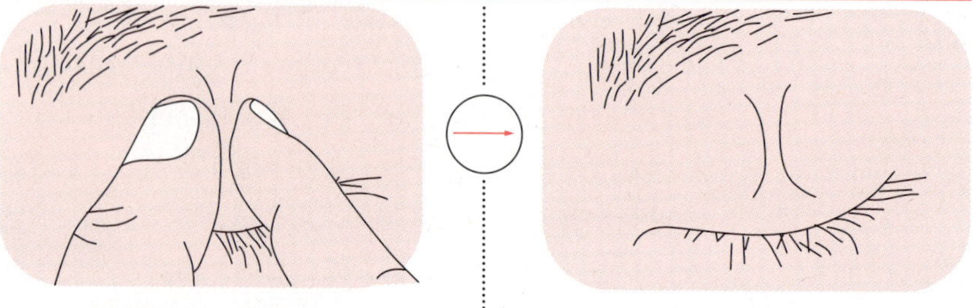

・上眼瞼を縦に5秒間つまむ　　・つまんだ跡が残るかどうかをみる

図2-18 ● 下腿での浮腫の観察

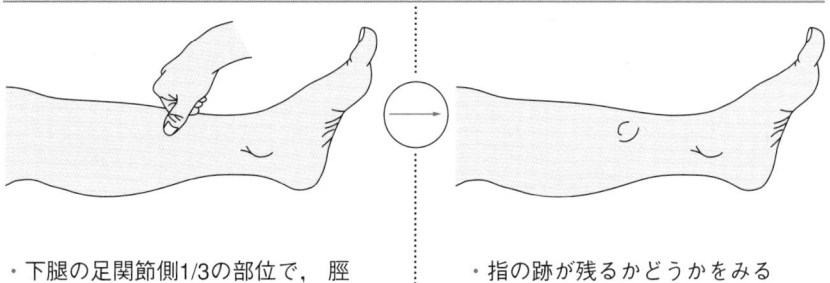

・下腿の足関節側1/3の部位で、脛骨の内側を10〜20秒間圧迫する

・指の跡が残るかどうかをみる

③四肢の周囲径の測定：小林さんの皮膚に印をつけ，同じ時間に同じ場所を測定する．
④水分出納バランスの観察：飲水量，輸液，食事摂取量，排泄量（尿，便，嘔吐，滲出液など）を記録する．
⑤検査データの把握：血清電解質濃度（Na, Cl, K, pH, HCO_3^-），栄養状態（TP, Alb, RBC, Hb, Ht）を把握する．
⑥腹囲測定：仰臥位で膝を伸ばした状態で計測する．腹部膨満感の程度を観察する．

2）皮膚・粘膜の清潔と保護

〔留意点〕
①小林さんの皮膚・粘膜は，生理機能が低下し，脆弱で傷つきやすく，傷つくと感染しやすい状態にあるため，清潔に保ち，保護する必要がある．
②小林さんは倦怠感が強いため，清潔援助は負担が少ない方法で実施する．
③清潔援助をとおして小林さんの皮膚・粘膜の状態を観察し，異常を早期に発見し，対処する．
④浮腫による唾液分泌量の低下に伴い，小林さんの口腔内の自浄作用は低下していると考えられるため，食後の口腔ケアを実施する．

〔具体的な方法（シャワー浴，足浴，洗髪，口腔ケア，衣服の選択）〕
①シャワー浴：
・小林さんにシャワーチェアに座ってもらい，安定した姿勢で実施する．
・小林さんの体調を考慮し，相談しながら，自分で可能な範囲を洗ってもらい，他は援助する．
・浮腫のある部位は皮膚が傷つきやすいため強い摩擦を加えない．

・小林さんの全身の皮膚の状態（浮腫）を観察する．

②足浴：

・下肢の血液，リンパ液の循環促進のため，また，趾間の清潔保持と異常の早期発見のために足浴が必要なことを小林さんに説明する．
・小林さんは浮腫により，皮膚の水分量が少なくなり，角質化しやすいため，足浴後，油分を補う．
・爪切り：皮膚を傷つけないように注意して切り，切り口を滑らかに整える．足は深爪しないように注意する．

③洗髪：

・小林さんの症状から考えると，前屈位では呼吸しにくく安楽ではないため，ファーラー位で実施する．
・小林さんの頭皮の状態を観察しながらマッサージする．

④口腔ケア：

・毎食後，実施するように働きかける．歩行可能であれば，トイレに行くときに併せて洗面所に移動して行うように促す．倦怠感が強く歩行できない場合は，車椅子で移動を援助するか，ベッド上に物品を準備して行ってもらう．
・歯肉や口腔粘膜を傷つけないように軟らかいブラシを用いる．

⑤衣服の選択：

・小林さんは皮膚が傷つきやすいため，綿素材の軟らかい生地で，ゆとりのあるものを着用してもらう．
・下着や靴下のゴムがきつくないか，小林さんに確認する．

3）移動の援助

〔留意点〕

①小林さんは腹水貯留と下肢の浮腫のためにバランスを崩しやすいので，転倒に注意する．
②前傾姿勢になりやすいので，小林さんの歩行時の姿勢を観察する．
③腹水により横隔膜が挙上されて息苦しくなるため，小林さんにゆっくり行動するように説明する．
④ベッドサイドおよび小林さんの行動範囲の環境を整備し，安全を確認する．

〔具体的な方法〕

①治療によって腹水が軽減すれば，息苦しさや歩きにくさが改善するので，それまでは，トイレや散歩などの移動には車椅子を用いることを説明し，小林さんの了解を得る．
②小林さんに，歩行時に注意すべき点について指導する．

・転倒を予防するために，手すりなどにつかまりながら歩行する．
・腹水のために前傾姿勢になりやすいため，腰を伸ばし，顔を上げて歩く．
・腹水で足元が見えにくく，息苦しくなりやすいので，階段の昇降を避ける．
・休みながら歩く．
・息苦しくなったら，立ち止まって呼吸を整える．

4）排泄の援助

〔留意点〕
　小林さんは腹水と腸管の浮腫によって，腸の蠕動運動が緩慢になりやすく，便秘になると腹部膨満感が増強するので，便通を整える．

〔具体的な方法〕
①便秘を予防するために，小林さんに水分を少しずつ摂取するように説明する．
②小林さんがこまめに水分を摂ることができるように，ベッドサイドに常に飲み物を用意しておく．
③腸の蠕動運動亢進のために，小林さんの腹部・腰部に温罨法を行う．

5）食事の援助

〔留意点〕
①栄養状態が低下すると，さらに浮腫が増強するため，小林さんが食事摂取量を増やすことができるように援助する．
②小林さんは腹水の貯留によって胃が圧迫されるため，上半身を挙上して食べやすいように体位を整える．

〔具体的な方法〕
①減塩食を食べやすくするために，小林さんの希望を聞きながら，食品の選択や調理方法を工夫する．
②小林さんの好みを聞きながら，酸味や香辛料で味に変化をつけ，食欲増進の工夫をする．
③腹水で胃が圧迫されるのを軽減するために，小林さんにファーラー位をとってもらい，膝関節を屈曲して腹部の緊張を緩和する．
④小林さんは唾液の分泌が低下しているため，食事前にレモン水で含嗽してもらい，唾液の分泌を促す．
⑤小林さんが食事を一回で食べきれない場合は，おにぎりなどにして，分割して少しずつ食べるように援助する．

6）休息の援助

〔留意点〕

①小林さんは，腹水貯留による息苦しさや倦怠感のために，夜間，熟睡できない状態である．そのため，呼吸しやすいように体位を整える．

②身体が重く動かしにくいため，睡眠中に体位変換の援助をすることを伝え，小林さんの了解を得る．

③足浴やマッサージをとおして血行の促進や倦怠感の軽減を図るだけでなく，リラックスしたり，心地よさを感じてもらう

〔具体的な方法〕

①小林さんの上半身を挙上し，膝下に枕を入れて，からだがずり落ちないように支える．

②同一体位をとっていないか観察し，小林さんが自力での体位変換が困難であれば体位変換を介助する．

③小林さんが安楽な体位を保持し，同一の部位への圧迫を避けるために，体位変換用枕やクッションを活用する．

④小林さんが気分転換できるように，車椅子での散歩を勧める．

⑤小林さんは血行が悪く，冷感を生じやすいため，就寝前に足浴と下肢のマッサージを行い，下肢の循環状態をよくする．

大腿骨頸部骨折による手術後，足に浮腫が出現した患者のケア

　90歳代の女性が大腿骨頸部骨折のため手術しました．術後，足趾が腫脹していることに学生が気づき，患者さんに足趾の状態を尋ねると，「指先が冷たいし，指がくっついて動きません」とのことでした．学生が足趾に触ったところ温かく，そっと足趾を動かしてみると趾間に汚れがたまり表皮剝離もみられました．下肢の血栓予防の目的で弾性包帯を巻いていたので包帯をはずしてみると，足背から足関節にかけて浮腫があり，圧痕が約1cmみられました．

　そこで学生は，足の清潔と循環改善のために，足浴，足趾と足底部のマッサージ，足関節の他動運動を計画しました．また，臥床中には，下腿を枕で挙上し，足関節の角度を90°に保つようにポジショニングしました．この計画を毎日実施したところ，徐々に浮腫が軽減し，3日目には圧痕がみられなくなり，患者さんはとても喜んでくれました．学生もとても嬉しくなりました．

7）精神的援助

〔留意点〕
　小林さんの肝硬変は進行しており，社会復帰が困難であることに対する不安を抱えていると思われるため援助が必要である．

〔具体的な方法〕
①小林さんは現在の自分の状態をどのようにとらえているかをインタビューする．
②妻も含めて不安についての思いを傾聴する．

4 演習課題

①仰臥位を続けると背部全体に浮腫が出現する患者の援助について考えてみよう．
②上肢に浮腫がある患者の浮腫の状態の観察方法について考えてみよう．
③利尿薬の投与が開始される患者への援助について考えてみよう．

11 悪心・嘔吐のある患者への看護

A 悪心・嘔吐についての基本的な知識

　悪心（nausea）とは，咽頭部から前胸部，心窩部のあたりで感じる吐きそうになる不快な感覚である．嘔吐（vomiting）とは，胃の内容物が食道を経て口腔から吐き出されることをいう．悪心は，嘔気や吐き気ともいわれ，嘔吐に先立って起こることが多い．

　悪心・嘔吐を引き起こす原因には，消化器疾患，脳血管疾患，内分泌・代謝疾患，薬剤の副作用，心因性によるものなど数多くあるが，発生機序により**中心性嘔吐**と**末梢性（反射性）嘔吐**に分類される（表2-17）．中心性嘔吐は，延髄にある嘔吐中枢への直接的刺激，第4脳室底部にある化学受容器引金帯（chemoreceptor trigger zone；CTZ）や大脳皮質を介して嘔吐中枢を刺激することで生じる．一方，末梢性（反射性）嘔吐は，内臓神経，迷走神経などの末梢からの刺激が求心性神経路を介して嘔吐中枢を刺激することで生じる．

　悪心・嘔吐は原因によって対処の仕方も異なる．悪心・嘔吐時の状態や随伴症状，吐物の性状を観察して原因を把握し，それに合わせた対処を行っていく必要がある．

表2-17 ● 嘔吐の分類

中枢性嘔吐

①嘔吐中枢への直接的刺激
・頭蓋内圧の亢進：脳腫瘍，脳炎，髄膜炎，くも膜下出血など

②CTZを介しての刺激
・代謝異常：糖尿病性ケトアシドーシス，尿毒症など
・薬物の影響：モルヒネ，ジギタリス，アドレナリン，抗癌薬など
・細菌毒素：食中毒など
・酸素欠乏：CO中毒，高山病など

③大脳皮質を介しての刺激
・不安，精神的ストレス，ヒステリー，神経性嘔吐，うつ病など

末梢性（反射性）嘔吐

・消化器疾患：食道炎，食道腫瘍，胃・十二指腸潰瘍，胃癌，胃炎，腸閉塞，肝炎，肝硬変，胆石症など
・心疾患：心不全，心筋梗塞，狭心症など
・前庭神経の刺激：乗り物酔い，中耳炎，メニエール病など
・舌咽神経の刺激：扁桃炎，咽頭の機械的刺激など
・その他：泌尿器・生殖器疾患

B 悪心・嘔吐によって起こりうる問題と留意点

1 悪心・嘔吐によって起こりうる問題

悪心・嘔吐によって起こる身体への影響は以下のとおりである．
①嘔吐中枢は延髄にあるが，その近くには呼吸・血管運動中枢，自律神経を制御する多くの中枢がある．そのため，嘔吐の前後には呼吸の不整，血圧の変動，徐脈・頻脈，顔面蒼白，冷汗，めまい，流涎（よだれ）などの自律神経症状が起こりやすい．
②悪心・嘔吐により食事摂取量が減少すると，栄養状態が低下する．
③嘔吐により水分および胃液に含まれる電解質が排出されるため，脱水や電解質バランスの異常をきたす．
④嘔吐により吐物を誤嚥することで誤嚥性肺炎が起こりうる．
⑤嘔吐は，横隔膜と腹筋による強い収縮（嘔吐運動）により起こる．嘔吐運動が繰り返されることにより上半身の筋肉が疲労し，体力が消耗して倦怠感が生じる．

2 悪心・嘔吐のある患者を看護するうえでの留意点

悪心・嘔吐時は以下の点に留意する必要がある．
①バイタルサインや呼吸状態の変化を注意深く観察する．
②悪心・嘔吐を軽減できるような安楽な体位を工夫する．
③環境の調整や，口腔内，皮膚を清潔にすることで，悪心・嘔吐の誘発を防ぐ．
④食事摂取状況を観察し，少しでも食事または水分が摂取できるよう介入することで，栄養状態の低下や脱水を予防する．
⑤心理的な援助により不安を緩和する．

C 悪心・嘔吐のある患者の事例

悪心・嘔吐を引き起こす原因は多岐にわたるが，ここでは癌の化学療法を受けている患者の事例について考える．

1 患者の紹介

林さん（仮名）は50歳代，女性．癌化学療法を施行中．治療は今回で2回目であるが，治療開始直後から悪心・嘔吐が強くみられている．食欲が

低下し，摂取量は治療開始前の1/3程度である．

「前日は吐き気が強くて苦しかったけれど，また今回も同じ思いをするのかしら．薬の副作用が一番心配だけど，仕事のことも気がかりだわ」と訴えている．一人暮らしで，時々，友人が面会に来ている．

2 患者のとらえ方

林さんは今回が2回目の化学療法であるが，治療開始前から前回の治療経験による不安が生じている．化学療法に伴う悪心・嘔吐は，抗癌薬によって分泌されたセロトニンが，求心性神経路を経て嘔吐中枢を直接刺激，もしくはCTZを経て嘔吐中枢を刺激することで生じると考えられている．しかし，林さんの場合，薬剤の影響だけでなく，心理的要因による予期的悪心・嘔吐（前回の治療時に悪心・嘔吐があったために今回も起こると思うことで生じる）が生じているとも考えられる．また，治療の副作用だけでなく仕事に関しても不安を抱いているため，不安が強くなることがさらに悪心・嘔吐の誘発につながる（図2-19）．

林さんは，食事摂取量が1/3まで減少しているが，悪心・嘔吐が続いた場合，さらに摂取量が減少し，栄養状態の低下（体重減少による体力の消耗）をきたすことが考えられる．また，食事だけでなく水分の摂取が困難になると，頻回の嘔吐による胃液や水分の喪失により，脱水や電解質バランスの異常をきたすことが予測される．

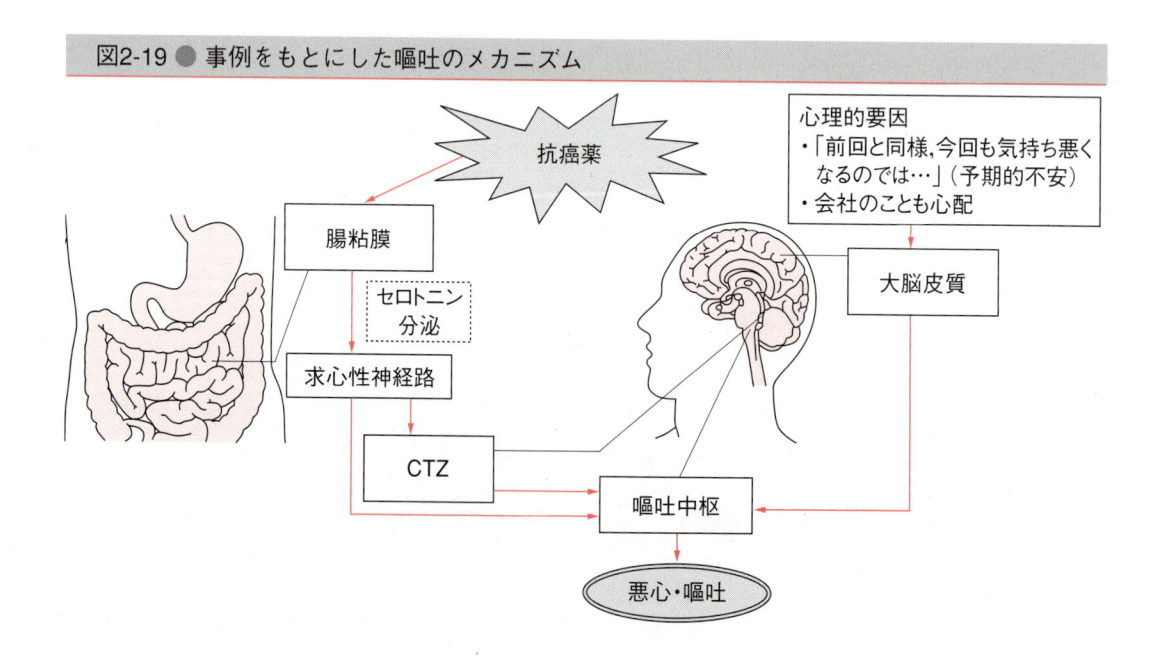

図2-19 ● 事例をもとにした嘔吐のメカニズム

3 技術の適用

1）バイタルサインの測定と観察

〔留意点〕
①林さんが嘔吐時に出現する自律神経症状，嘔吐に伴う吐物の誤嚥や胃液・水分の喪失による脱水の有無に注意して観察するとともに，電解質などの血液データを確認する．
②血圧や脈拍数を測定し，ふだんの測定値よりも上昇・低下がある場合は，悪心・嘔吐が治まったときに再度測定する．
③嘔吐時は，呼吸筋や腹筋などの筋肉の疲労により体力が消耗し，倦怠感を生じる．悪心・嘔吐時に林さんの背中をさすることで，筋の収縮を助け，体力の消耗を抑える．

〔具体的な方法〕
①悪心・嘔吐が続いている場合は，林さんに声をかけながら背中をゆっくりとさする．
②林さんの表情から，顔面の蒼白や冷汗，流涎などの有無を観察するとともに，呼吸困難など，ほかの自覚症状がないかインタビューする．
③林さんに説明し，下記の項目について情報収集する．
・自律神経症状：呼吸不整，血圧の変動，徐脈・頻脈，顔面蒼白，冷汗，めまい，流涎の観察
・吐物による誤嚥の徴候：呼吸のリズム，呼吸数，喘鳴の観察
・誤嚥性肺炎の徴候：喀痰の増加，発熱の観察
・脱水の徴候：発熱，血圧低下，脈拍数増加，乏尿の観察

2）安楽な体位の工夫

〔留意点〕
①林さんに，嘔吐による誤嚥を防ぐ体位，腹部の緊張や圧迫を防ぎリラックスする体位について説明する．
②林さんの体位を変える場合は，悪心・嘔吐を誘発しないようにゆっくり行う．
③林さんのベッドの高さを調節する場合，悪心・嘔吐を誘発させないよう振動を最小限にし，静かに実施する．

〔具体的な方法〕
①林さんに説明し，同意を得て，腹部を締め付けないよう衣服をゆるめる．
②林さんと相談し，最も安楽な体位がとれるよう援助する．誤嚥を防ぎ，

リラックスできるようファーラー位をとってもらうほうがよい．
・下肢の屈曲により腹部の緊張や圧迫が少ない．
・林さんが側臥位を希望した場合は，誤嚥に注意するとともに，腹部の緊張や圧迫を防ぐために下肢を屈曲させる．
・林さんが仰臥位を希望した場合は，顔を横に向け，誤嚥を予防する．
③指導：悪心・嘔吐時は，上体を起こしたほうが誤嚥しにくいが，臥位でも顔を横に向けることで誤嚥を予防できることを説明し，林さん自身が誤嚥を予防する体位をとることができるようにする．

3）環境整備

〔留意点〕
①嘔吐時の吐物および不快なにおい，音，味などの刺激によって林さんの嘔吐が誘発されることがあるため，環境を整える．
②林さんが気分をリラックスできる方法を取り入れて，悪心・嘔吐の誘発を防ぐ．

〔具体的な方法〕
①林さんが嘔吐したときは，吐物の入った容器を速やかに片づけ，換気をする．また，花や香水，食物などのにおいが強いものは避けて，新鮮な空気を保つ．
②林さんの希望を聞きながら，快適な室温，静かさ，暗さなどを調整する．
③林さんの好きな写真や絵を病室に飾る，音楽を聴く，テレビを観る，本を読むなどの気分転換を促すための方法を提案する．
④わずかな刺激でも条件反射的に悪心・嘔吐が起こることがあるため，どんなときに悪心・嘔吐が起こりやすいかを林さんと話し合い，その刺激が避けられる方法を工夫する．

4）清潔の援助（口腔ケア，寝衣・リネン交換）

（1）口腔ケア

〔留意点〕
①口腔内が汚染したときはいつでも含嗽できるよう，林さんの手が届く範囲に含嗽水と含嗽用膿盆を常備しておく．
②口腔ケアにより林さんの嘔吐が誘発されることもあるため，誤嚥を防ぐ体位をとる．
③悪心が強い場合，擦掃せず，含嗽のみ実施する．擦掃は歯磨き粉を使用せず，水を含ませた歯ブラシのみで行う．林さんの口腔内を観察し，口内炎や出血傾向がある場合は，刺激の弱いスポンジブラシを使用す

る．

〔具体的な方法〕

①体位：可能であれば座位かファーラー位とする．困難であれば，ギャッチアップ30°の仰臥位・頸部前屈位，もしくは側臥位で行う．

②含嗽：
- 含嗽水の温度を冷たくすることで悪心・嘔吐の誘発を防ぐ．
- 口臭が残る場合は，レモン水やお茶など，林さんの好みのものを選び，含嗽を追加する．
- 嘔吐に伴う口腔周囲の汚染がないか観察し，口腔ケア後は蒸しタオルなどを用いてていねいに拭く．
- 含嗽後に氷片を含ませると，口腔内を爽快にさせるだけでなく，少量でも水分を摂取することができる．

③指導：
- ヘッドの大きい歯ブラシは悪心を誘発することがあるため，ヘッドの小さい歯ブラシの使用を勧める．
- 口蓋，舌の後方，咽頭周囲（軟口蓋〜口蓋弓周囲）など，口腔の後方の刺激は嘔吐反射を誘発しやすい．そのため，歯ブラシで，初めは口唇など，手前から少しずつゆっくりと磨き，徐々に後方に進めていくよう指導する．

（2）寝衣・リネン交換

〔留意点〕

①悪心が強い場合は，体位を変えることで嘔吐を誘発する．林さんと相談して悪心が軽減もしくは治まるのを待つか，含嗽用膿盆を近くに置いて実施する．

②吐物により林さんの寝衣やリネンが汚染しないよう，交換しやすいタオルを活用する．汚染した場合は，速やかに交換する．

〔具体的な方法〕

①悪心・嘔吐が治まっている場合は，座位または端座位で林さん自身に更衣を実施してもらう．

②悪心・嘔吐が断続的にある場合や，林さんの希望がある場合は，臥位で実施する．できるだけ2人の看護師で行い，体位変換の回数を最少にし，林さんの状態を観察しながら，短時間で終わるようにする．

③嘔吐した際にリネンを汚染する可能性があるため，枕元に防水シーツを敷く．また，襟元をタオルで覆うことで汚染を防止することができる．

5）食事の援助

〔留意点〕
①温度，明るさ，静かさなど，林さんが食事をしやすい環境を整える．
②食事は強制せず，食べたいときに食べたいものを食べられるように配慮する．

〔具体的な方法〕
①唾液の分泌を促すために，林さんに最初はお茶やレモン水で含嗽することを勧める．
②林さんが少量の水分を飲んで悪心・嘔吐がなければ，固形物の摂取を促す．軟らかく消化のよい食事が胃への負担を減らすが，林さんが食べたいときに，食べたい物を少量ずつゆっくりと時間をかけて摂取してもらう．
③豆腐，プリン，シャーベット，お粥，麺類，スープなどは冷たくて飲み込みやすく，消化しやすいため，食欲が低下しているときに勧める．
④脂肪性の食品は，胃内の停滞時間が長いため避ける．また，オレンジジュース，キャベツなどは腸蠕動を刺激し，ガスを発生させるため，控えたほうがよい．
⑤満腹時には悪心・嘔吐が生じやすいため，治療の約2時間前から食事の摂取を控えるほうがよいが，林さんに食べたいというニーズがあれば禁食とはせず，気持ちを尊重する．
⑥林さんと食事の嗜好について話し合ったうえで，栄養科と調整を図り，食べやすく，嗜好に沿う食事を用意する．林さんは一人暮らしで面会は友人のみであるが，友人から協力が得られる場合は，林さんの嗜好に合うものを持参してもらう．
⑦固形物の摂取が難しい場合は，嘔吐が治まっているのを見計らって水分だけでも少量ずつ摂取するよう促す．冷たい水や氷，電解質補給のためにスポーツドリンクなどを摂ってもらうとよい．

6）精神的援助

〔留意点〕
①悪心・嘔吐の程度や出現時期によって気持ちが変化するため，林さんの気持ちに寄り添う．
②林さんの病気や治療に対する思い，不安を傾聴する．
③林さんの悪心・嘔吐時には，背中をさすることで筋の収縮を助け，体力の消耗を抑えるだけでなく，タッチングによる安心感を与える．

〔具体的な方法〕

①化学療法の開始前には,治療に対する思いや不安をよく聴くとともに,知識の不足に対してはわかりやすく情報を提供することで,予期性悪心・嘔吐の軽減を図る.

②悪心・嘔吐や,それに伴う食欲不振や不眠などに対する不安に対しては,十分に傾聴したうえで,個人差があるもののそれらの症状は必ず治まることを伝える.

③体調のよい日には,散歩や読書など,林さんが好きなことをして楽しい時間を過ごせるよう気分転換を促す.

④林さんは,入院に伴い仕事を中断すること,退院したら今までどおりに仕事に復帰できるのかという不安が生じていると考えられる.仕事に対する不安を傾聴するとともに,医療者は林さんの目標に向けて支援していることを伝え,励ます.

⑤悪心・嘔吐時は,症状が軽減するまでそばに付き添い,不快でなければ背中をゆっくりさする.背中をさすることで,林さんの体力の消耗を抑えるだけでなく,タッチングにより安心感を与え,不安の軽減を図る.

4 演習課題

①胃潰瘍で,食後に嘔吐がみられた患者の援助について考えてみよう.

②悪心を伴わない突然の嘔吐がある場合,どのような原因が考えられるか調べてみよう.

③開腹術後,腸閉塞により腹痛と嘔吐がみられた患者の援助について考えてみよう.

12 嚥下障害のある患者への看護

A 嚥下障害についての基本的な知識

嚥下障害（dysphagia）とは，摂取した飲食物を口腔から胃に送る運動が障害されることであり，咽頭や食道の病変や他臓器による圧迫，嚥下に関与する神経や筋肉の障害を引き起こす疾患によって発生する．

嚥下障害を引き起こす状態としては，脳血管疾患や神経・筋疾患，口腔・咽頭疾患などのほか，加齢に伴う嚥下機能の低下などがあげられる．

嚥下障害のある場合には，食事中に口から食べ物がこぼれる，食べ物を飲み込むのに時間がかかる．食べ物がいつまでも口腔内にたまっている，食事中にむせる，などが観察できる．

B 嚥下障害によって起こりうる問題と留意点

1 嚥下障害によって起こりうる問題

嚥下障害によって起こる身体への影響は以下のとおりである．
①口腔は食道，胃へとつながる消化器官の始まりであり，嚥下機能に障害をきたし，経口摂取が不十分になった場合は，脱水や栄養障害をきたすおそれがある．
②口腔は消化器官の始まりであるばかりでなく，気管，肺へとつながる呼吸器官の始まりでもある．そのため，口腔内の唾液や食物残渣が誤って気道に入ることにより，呼吸器感染を起こす危険性や，窒息事故などにより生命を脅かすこともある．
③嚥下障害のある対象は，食物を摂取すると，むせるのではないかという不安から食事を摂取しようとしなくなる場合がある．

2 嚥下障害のある患者を看護するうえでの留意点

嚥下障害のある患者に対しては，以下の点に留意して看護する．
①嚥下機能を評価し，障害に合わせて適切な方法で食事の援助をする．
②口腔内の清潔が保持されない場合，呼吸器感染症を引き起こすおそれがあるため，口腔内の清潔を保つ．
③嚥下障害により，水分や食事の摂取量が不足する場合があるため，栄養状態を評価する．

④嚥下機能を適切に評価し，飲食が可能であると判断された場合には，飲食時に誤嚥を予防するための姿勢や，嚥下しやすい食物を説明し，安心して食事が摂取できるようにする．

C 嚥下障害のある患者の事例

1 患者の紹介

　中林さん（仮名）は74歳，男性．発熱により入院しており，誤嚥性肺炎と診断された．特に既往歴はなく，これまで元気に暮らしてきた．入院後，抗生物質の点滴投与と絶飲食により，現在，発熱は治まっているため，本日より食事が開始された．

　中林さんは，安静度の制限はなく，上肢の機能も問題はない．認知症はなく，コミュニケーションも良好である．義歯もなく，咀嚼機能にも問題はない．入院前は長男家族と暮らしており，食事内容も家族と同様であったが，時にむせることがあった．

2 患者のとらえ方

　中林さんは，誤嚥性肺炎で入院している．入院前は咀嚼機能に問題はなく，食事も長男家族と同様のものを食べていた．しかし，食事中にむせることがあったということから，中林さんは加齢による嚥下機能の低下があると考えられる．

　中林さんは，本日より食事が開始された．しかし，飲食物を誤嚥するこ

嚥下障害と薬の副作用

　嚥下障害のある人は，薬の内服も困難であり，誤嚥の危険があります．

　しかし，治療のため，薬は確実に内服することが必要です．一般的に内服時には十分な水で薬を飲みます．水が少量の場合には薬が胃まで到達せず，食道の粘膜に付着し潰瘍を引き起こすことがあります．嚥下障害のある人は，水を多量に飲むことができないことが多いので，注意が必要です．

　麻痺のある人は，口腔内の麻痺のない側に薬を入れましょう．半固形物の嚥下のほうがスムーズな人の場合には，ゼリーなどに薬を混ぜてもよいでしょう（ゼリー1個全体に薬を混ぜると全量摂取が必要となるため，注意が必要です）．また，内服後には口腔内に薬が残っていないことを確認しましょう．

とにより，再度，誤嚥性肺炎が悪化するおそれがある．

3 技術の適用

1）バイタルサインの測定

〔留意点〕

中林さんは，現在，発熱が治まっているが，食事を開始し飲食物を誤嚥すると，再度，肺炎症状が出現するおそれがある．また，中林さんは74歳と高齢であることから，飲食物の誤嚥のない場合でも，入眠中に唾液が気道に落下することにより誤嚥性肺炎を再発することが考えられる．そのため，定期的にバイタルサイン測定をする．

〔具体的な方法〕

①バイタルサイン測定時には，体温，脈拍，血圧，呼吸数の数値を求めるだけでなく，呼吸音の聴取も行う．

②感染の有無や栄養状態を示す検査データを把握する．

2）食事の援助

〔留意点〕

①中林さんの嚥下状態を観察し，嚥下のメカニズムにおけるどの段階の機能が障害されているのかを判断し，適切な方法で食事の援助を行う．

②あせらないよう，落ちついた雰囲気で食事ができるよう環境を整える．

〔具体的な方法〕

①中林さんの食事中の誤嚥に備え，吸引ができるよう準備を整えておく．

②体位の調整：

・中林さんは体位に制限はないため，食事は座位で摂ってもらう．その際，上半身がずり落ちたような座位になっていると嚥下しにくいため注意する（図2-20）．

・中林さんの頸部が伸展し，下顎が挙上したような姿勢になっていると，食物が気道に入り込みやすいため，枕の高さを調整する（図2-21, 22）．

③食物の選択（表2-18）：

・中林さんは咀嚼機能に問題はなく，これまで家族と同じ食事をしていたが，嚥下しにくい食材の有無を本人に確認するとともに，食事の様子を観察し，判断する．

図2-20 ● 食事のときの体位

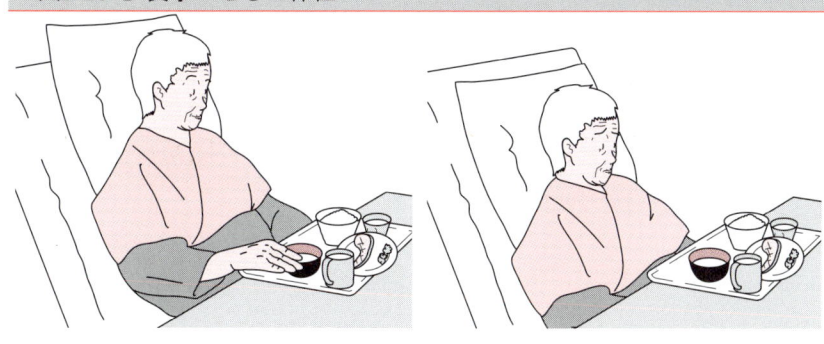

図2-21 ● 姿勢と誤嚥の関係

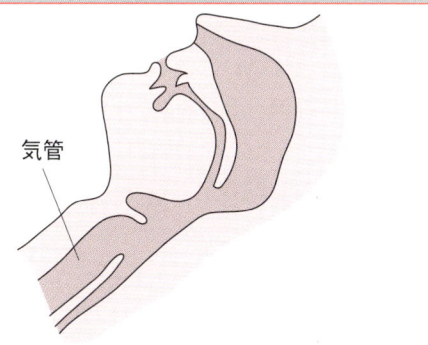

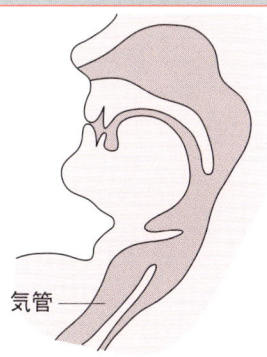

前屈しない状態では咽頭と気管が直線になり，誤嚥を生じやすい

頸部を前屈させたことで咽頭と気管に角度がついて，誤嚥が生じにくくなる

図2-22 ● 誤嚥を予防するための頸部の調整

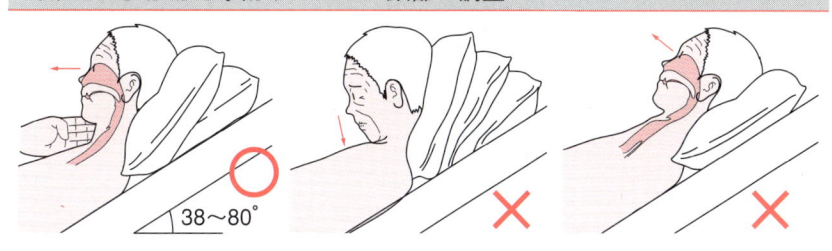

38〜80°

ベッドアップの角度を38〜80°にし，頭部から首にかけて枕を当てて，ややうつむいた姿勢をとり，視線が前方を向くようにする．視線が上を向くと誤嚥の危険性が大きくなり，反対に前屈をかけすぎて視線が胸もとに向くと，嚥下しにくくなる

表2-18 ● 嚥下しにくい食物の例

食物の状態	例
ツルンとしていて口腔内にとどめておきにくいもの	こんにゃく，里芋の煮物など
ぱさぱさしているもの	ウエハース，揚げ物（てんぷらやフライ），おから
口腔内にはりつくもの	のり

12 嚥下障害のある患者への看護

- 嚥下しにくい食材がある場合には，中林さんと相談し，食材や調理方法を変更する．

④食事中の観察：
- 食事中は，食事のスピード，食物の一口の量，嚥下状態を観察し，食事のスピードが速い場合はゆっくり食事すること，一口の量が多い場合には適切な量を説明する．
- 咀嚼後は，口腔内のものを完全に飲み込んでから，次の一口を口腔内に運ぶよう説明する．

3）口腔ケア

〔留意点〕
口腔内の清潔が保持されないことにより，口腔内に雑菌が繁殖し，呼吸器合併症を発症するおそれがあるため，口腔内を清潔に保つ．

〔具体的な方法〕
①中林さんは体位に制限がないため，洗面所で椅子に座って行ってもらう．
②中林さん自身に歯磨きを行ってもらい，十分な洗浄と含嗽ができているか観察する．
③歯磨き・含嗽の終了時には，口腔内に水分が残っていないかを確認する．

4 演習課題

①脳血管障害により，口腔期から咽頭期が障害されている患者の食事の援助方法について考えてみよう．
②舌癌により舌の右半分を切除した患者への援助について考えてみよう．

13 便秘のある患者への看護

A 便秘についての基本的な知識

便秘（constipation）とは，何らかの原因により大腸の内容が大腸内に停滞し，大便の通過，あるいは直腸からの排出が遅れ，その人の通常の排便習慣より著しく排便回数や便の量が減少し，**排便困難**をきたした状態をいう．

便秘は排便機序の障害により**機能性便秘**と**器質性便秘**に分けられる（表2-19）．機能性便秘は，大腸の機能障害によるもので，痙攣性便秘，弛緩性便秘，習慣性便秘に分けられる．器質性便秘とは，大腸の狭窄，閉塞，あるいは外部からの圧迫により便の通過が困難になったために生じる便秘である．その他，便秘は脊髄損傷や糖尿病，内分泌疾患などの原因によっても起こる．

B 便秘によって起こりうる問題と留意点

1 便秘によって起こりうる問題

便秘によって起こる身体への影響は以下のとおりである．
① 便秘により大便が腸管内に停滞・貯留すると，便塊が腸壁を伸展させて腹部膨満感や下腹部の不快感を生じたり，腸管の運動を支配する交感神経を刺激して腹痛を引き起こす．また，周辺臓器を圧迫するため，悪心・嘔吐や食欲不振が生じることもある．
② 大便が腸内で異常発酵したり腐敗すると，有害物質やガスを発生し，腹部膨満感や腹痛を生じやすい．さらに，これらの有害物質が血液中

表2-19 ● 便秘の種類と原因

種類		原因
機能性便秘	痙攣性便秘	大腸壁の緊張，蠕動運動の亢進
	弛緩性便秘	大腸壁の緊張低下（蠕動不良）
	習慣性便秘	排便を我慢する，浣腸の濫用などにより直腸からの排出が困難な状態
器質性便秘		腸閉塞，腸の腫瘍，炎症，瘢痕，憩室など
その他		脊髄損傷，糖尿病，内分泌疾患

に吸収されると，中枢神経を刺激し，頭痛や不眠を引き起こす．
③腹部膨満感や腹痛などの不快な症状や頭痛，不眠といった症状は，いらいら感や集中力の低下をもたらす．
④腸管内に長時間にわたり停滞した便は，水分が吸収され硬くなる．硬便を排出しようとするために努責を繰り返すことで，肛門痛や直腸肛門管周囲の静脈のうっ血が起こり，痔核を形成しやすくなる．
⑤痔核による肛門周囲組織の痛みは排便に対する恐怖感を生じさせ，便秘を悪化させる．排便を抑制すれば，便はいっそう硬化し，排便をより困難にする．硬便を排出するため努責を繰り返すことによってうっ血が増強し，痔核が悪化するという悪循環が起こる．長時間の排便姿勢や寒冷刺激なども痔核を形成・悪化する誘因となる．

2 便秘のある患者を看護するうえでの留意点

便秘のときは以下の点に留意する．
①排便状況を把握し，自然排便を促すための運動，食事，温罨法，腹部マッサージを行う．
②自然排便を促す援助を行っても効果が得られない場合は，医師と相談し，下剤の投与や浣腸，摘便などを行い，便秘による障害の拡大を防止する．
③患者の羞恥心，プライバシーに細心の配慮をする．

C 便秘のある患者の事例

便秘を引き起こす原因はいくつかあるが，ここでは，機能性便秘の患者の事例について考える．

1 患者の紹介

杉林さん（仮名）は55歳，女性．脳出血による右半身麻痺のため，右上下肢に力が入らない．排泄は車椅子でトイレへ移動し，便座への移動，ズボンの着脱，排泄動作は自力で行うことができる．しかし，便意が生じてから排便するまでに時間を要するため便意が消失してしまうこともあり，便秘がちと訴えている．入院後は2～3日に1回のペースで排便があるが，硬めの便で排出するのに時間がかかり，すっきりしないとも言っている．入院前は毎日，排便があったこと，1日40分程度のウォーキングをしていたこと，入院後は食事内容も変わったことを訴えている．

2 患者のとらえ方

杉林さんは2～3日に1回排便があるが，便が硬めで出しにくいこと，便秘がちという本人の訴えがあることから，機能性便秘と判断できる．杉林さんは右半身麻痺があるが，自力でトイレに行き，排泄することができている．しかし，排泄準備に時間を要すると便意が消失してしまうので，安全に，できるだけ短時間で排泄準備を整えられるように工夫する必要がある．また，排便習慣を整え，スムーズに排泄できるように援助する．

3 技術の適用

1）腹部の観察

〔留意点〕
①杉林さんの通常の排便習慣を把握する．
②主観的情報と客観的情報を収集し，排便状態を評価する．
③杉林さんが排便について訴えなくても済むように，前もって声をかける．
④患者に直接触れるときは手を温かく清潔に保つ．
⑤腹部の触診・打診を行うときは，痛む部位が最後になるように行う．

〔具体的な方法〕
①杉林さんに下記の項目についてインタビューする．
・杉林さんの通常の排便習慣
・現在の排便習慣
・排便にかかわる自覚症状の有無と程度
②排便習慣に関する客観的指標（日本語版便秘評価尺度．表2-20）も活用するとよい．
③腹部の観察：
・聴診：右下腹部に聴診器を当て，1分間，腸蠕動音を聞き取る．聞こ

表2-20 ● 日本語版便秘評価尺度（constipation assessment scale；CAS）

1．お腹がはった感じ，ふくれた感じ	5．排便時の肛門の痛み
2．排ガス量	6．便の量
3．便の回数	7．便の排泄状態
4．直腸に便が充満している感じ	8．下痢または水様便

便秘に関連する8項目からなる尺度である．評定は「大いに問題あり」2点，「いくらか問題あり」1点，「まったく問題なし」0点の3段階で行い，合計が5点以上の場合，明らかに看護上の問題のある便秘傾向者であると判断することができる．

出典／深井喜代子，他：日本語版便秘評価尺度の検討，看護研究，28（3）：201-208，1995．

図2-23 ● 腹部の4区分の名称

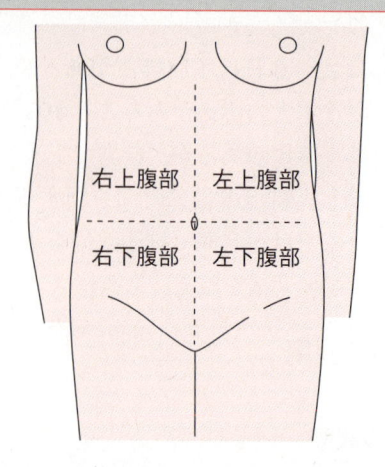

右上腹部　左上腹部
右下腹部　左下腹部

図2-24 ● 触診の方法

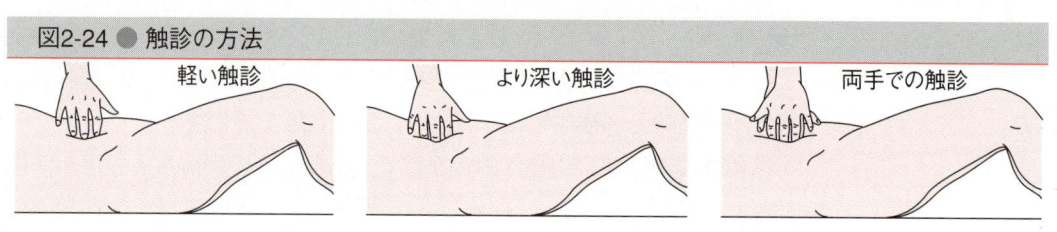

軽い触診　　より深い触診　　両手での触診

えないときは時計回りに右上腹部，左上腹部，左下腹部を1分間ずつ聴取する（図2-23）．
・触診・打診：触診を行うときは，膝を立て，腹筋の緊張を和らげる．腫瘤や圧痛がないか確認しながら，浅い触診から行う（図2-24）．疼痛を訴える部位は最後に触診する．
・反動痛の有無：腹壁をゆっくり深く圧迫し，その手を急に離す．圧迫したときよりも離したときのほうが局所に強い痛みを感じる場合は，炎症を疑う．

2）自然排便を促す援助

〔留意点〕
①薬物や浣腸などに頼る前に，まずは杉林さんに自然排便を促す援助を行う．
②排便習慣を整える工夫をする．
〔具体的な方法〕
①杉林さんに毎日，時間を決めてトイレに行ってもらい，排泄を促す．
②杉林さんの腹部をマッサージすることにより腸蠕動を促進する．マッサージは臍を中心に腸の走行に沿い，右回りに円を描くように行う

図2-25 ● 腹部のマッサージ

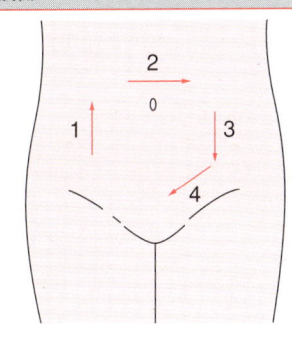

腹部にかける圧力
3kg

（図2-25）．

③食事の摂り方について杉林さんに指導する．
・水分摂取量を十分に確保する．杉林さんは右半身麻痺により排泄動作に制限があるため，排尿・排便の回数を少なくしようと飲食を制限しているかもしれない．飲食・飲水を制限すると，便塊が形成されにくくなり，硬便になりやすいため，便秘を悪化させる要因になる．特に水分は，便秘防止，脱水防止のためにも十分に摂取するよう促す．また，入院食はエネルギーや栄養バランスを計算して作られているので，食べ過ぎやエネルギーオーバーを気にすることなく摂取してもらう．
・冷たい水や牛乳，食塩水は腸蠕動を亢進する作用があるため，飲むように勧める．
・バランスよく，繊維を含む食事（野菜，果物）や乳製品を摂るよう心がけでもらう．

④温罨法：
・杉林さんの腹部や腰背部を温めることにより骨盤神経を刺激して腸蠕動を促進する．その際は熱傷に注意する．
・6枚重ねのタオルを70〜75℃の湯で絞り，熱さを調節して腰背部（図2-26）に当てる．熱すぎないかどうかを確認し，ビニールおよびバスタオルで覆い，温タオルを杉林さんの皮膚に密着させる．貼用時間は10分間を目安とする．

⑤運動についての指導：
・リハビリテーションの進行に応じて，運動も取り入れると腸蠕動が刺激され，便秘の解消につながることを説明する．
・歩行運動やベッドサイドでの足踏み運動なども腸蠕動を刺激し，便秘の解消につながることを説明する．

図2-26 ● 腰背部の温罨法

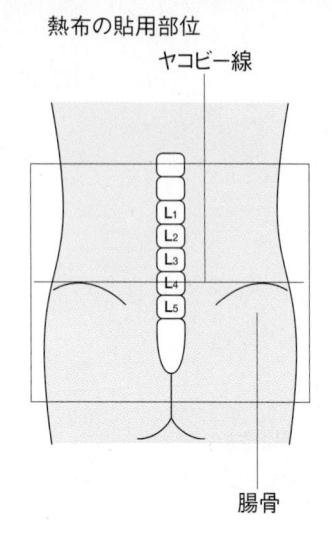

熱布の貼用部位
ヤコビー線
腸骨

3）排泄環境を整える

〔留意点〕
①車椅子を使用し，右半身麻痺がある杉林さんが，手早く，安全に排泄できるような環境を整える．
②杉林さんが看護師に遠慮しなくとも済むように，排泄パターンを把握して声をかける．

〔具体的な方法〕
①杉林さんの病室とトイレが近い位置になるように配慮する．
②トイレは，車椅子が操作できる十分な広さが確保されていることや，手すりが設置されているところを使用してもらう．
③杉林さんには，きつすぎない，着脱しやすい衣服を着用してもらう．

4）浣　　腸

　自然排便を促す援助を行っても排便がない場合，医師の指示を受け，浣腸を行う．

〔留意点〕
①浣腸液（50%グリセリン液40m*l*，60m*l*，120m*l*などがある）の量，温度に注意して行う（図2-27）．
②浣腸液の刺激や直腸内圧の急激な変動によりショック症状を起こすことがあるため，気分不快や冷汗の有無などを十分に観察する．
③座位で行うと直腸壁を傷つける場合があるため，必ず臥床して行う．

図2-27 ● グリセリン浣腸製剤（ディスポーザブル）

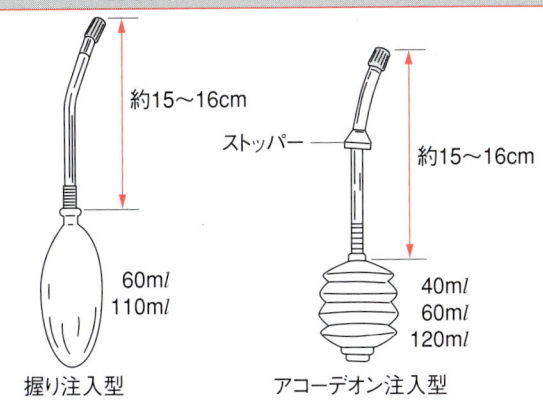

握り注入型　約15〜16cm　60mL　110mL

アコーデオン注入型　ストッパー　約15〜16cm　40mL　60mL　120mL

④羞恥心やプライバシーに配慮する．

〔具体的な方法〕

①必要物品を準備し，浣腸液を，直腸温よりやや高い40〜41℃に温めておく．

②杉林さんに具体的な方法を説明し，直腸からS状結腸の走行を踏まえ，左側臥位あるいは仰臥位に体位を整える（図2-28）．

③カテーテルを挿入し，薬液を注入する．

・直腸の走行を考えて挿入する．
・7cm以上は挿入しない．
・潤滑剤を使用したり口呼吸を促して肛門括約筋の緊張をとり，カテーテルの挿入をスムーズにする．
・注入後は3〜5分排便を我慢してもらう．

図2-28 ● カテーテル挿入時の体位

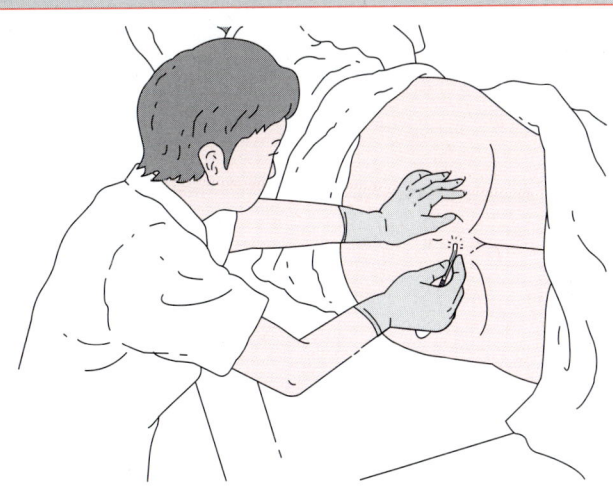

⑬　便秘のある患者への看護

図2-29 ● 摘便の方法

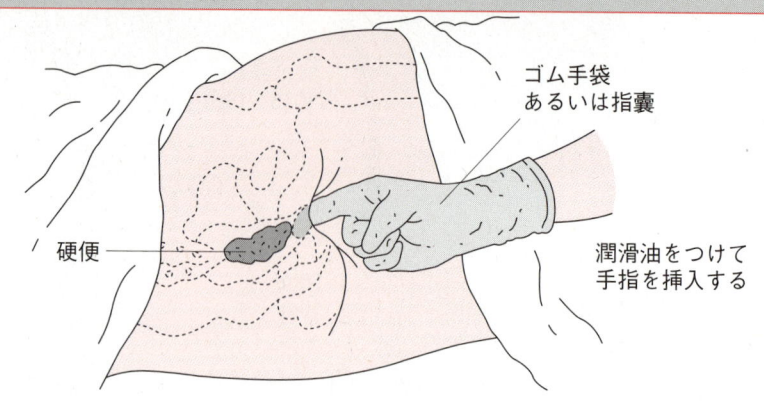

- ゴム手袋あるいは指嚢
- 硬便
- 潤滑油をつけて手指を挿入する

④排便時の援助を行う．
⑤杉林さんの状態を元に戻す．
⑥浣腸の効果と合併症の有無を確認する．

5）その他

①下剤：下剤の作用機序により効果が得られる場合と得られない場合がある．服用後の反応を確認する必要がある．
②座薬：座薬は薬物を基剤と混和させ，固形に製造された外用薬であり，直腸粘膜から薬剤を吸収させる目的で用いる．浣腸と比べて作用が穏やかで，効果の発現時間もゆっくりしている．
③摘便：便が肛門付近にあるが，十分な努責をかけられず排出できない場合に，肛門から指を挿入し，硬便を掻き出して排便を促す（図2-29）．

4 演習課題

①下痢のときの援助について考えてみよう．
②習慣性便秘の若い女性に対する教育的援助について考えてみよう．

14 排尿障害のある患者への看護

A 排尿障害についての基本的な知識

　排尿障害（dysuria）とは，生理的な排尿の過程のいずれかに障害が生じることにより，排尿を円滑に行えない状態をいう．腎臓の機能に問題はなく，尿は生成され膀胱にたまるが，膀胱から尿を排出する過程に問題があるため，排尿が円滑に行えない状態である．

　排尿障害には次の2種類がある．膀胱の蓄尿機能の障害により，尿が出すぎる，出てしまう**蓄尿機能障害**（頻尿，尿失禁）と，排出機能の障害により，尿が出せない**排出機能障害**（排尿困難，尿閉）である．

B 排尿障害によって起こりうる問題と留意点

1 排尿障害によって起こりうる問題

　排尿障害によって起こる身体への影響は以下のとおりである．
①尿が円滑に排泄されないと，陰部が尿で汚染され，皮膚の損傷を起こしやすくなる．
②尿による皮膚の湿潤は，仙骨部の褥瘡発生のリスクを高める．
③皮膚の汚染や臭気による不快感，残尿感による苦痛が生じる．
④頻尿や失禁に対する恐怖のため，頻回にトイレに通ったり，夜間も排尿のために起きる状況は，身体的疲労や睡眠不足をきたし，日中の集中力を低下させ，社会生活に影響が出る．
⑤排尿が自分の思うようにできないことは，「情けない」といった自己否定や尊厳の消失にもつながる．
⑥排出機能障害により尿が膀胱内にたまり，排出できない状態は，下腹部の膨満感や緊満感，腹痛を生じる．

2 排尿障害のある患者を看護するうえでの留意点

　排尿障害時は以下の点に留意する必要がある．
①排尿障害の種類を判断し，障害の種類に応じた援助を行う．
②尿により汚染されていると仙骨部の褥瘡発生リスクが高まるため，陰部の清潔を保つ．
③排泄にかかわる問題であるため，羞恥心やプライバシーに配慮する．

C 排尿障害のある患者の事例

ここでは，排尿障害のうち尿失禁の患者の事例について考える．

1 患者の紹介

古川さん（仮名）は83歳，女性．脳梗塞のため下肢の力が入りにくくなり，自力でトイレまで歩行することが困難である．

尿意・便意は感じるが，トイレに行くまでに失禁してしまうため，パンツ型のおむつを使用している．しかし，古川さんはおむつを使用することを嫌っており，最近は排尿回数を減らすためと言って，水分を制限するようになった．

2 患者のとらえ方

古川さんは尿意・便意は感じており，トイレに行けば自然排尿・排便が可能なことから，排泄機能に問題はないと考えられる．しかし，下肢の筋力の低下により，排泄動作が自力では困難である．おむつの使用を嫌っていることから，自力で排泄したいという欲求をもっていると考えられる．排尿回数を減らそうと水分を控えるようになっていることも問題であり，高齢ということから，今後，水分出納のバランスが崩れる可能性がある．

3 技術の適用

1）排尿の援助

〔留意点〕

①古川さんが自然排尿を維持できるよう，トイレで排尿することを援助する．

②下肢の筋力低下がみられるため，移動による転倒を起こさないように注意する．

③古川さんが看護師に遠慮することがないよう配慮する．

〔具体的な方法〕

①古川さんの排泄行動を観察し，排尿パターンを把握する．
- 古川さんの1日の排尿のパターン，回数や尿量，排泄動作を観察する．
- 古川さんから尿意・便意の訴えがあったとき，食事前・後，検査やリハビリテーションの前には声をかけてトイレに行く．
- 排尿チャートをつけ，毎日の排尿パターンを記録する（表2-21）．

表2-21 ● 排尿チャートの例

排尿チェック表（記入例）　　病室（○階○○号）氏名（○○　○○）

| 月　日 | 排尿時間 | 尿量（mL）おむつ内（g） | 排尿状況 ||||| 飲水量（mL） |
			尿失禁（＋，－）	尿意（＋，－）	自発的	誘導	その他	
○月○日	2:30頃	150（100g）	＋	±?			ナースコールを探し，ゴソゴソしていた	
	5:30頃	90（70g）	＋	±?	○			
	7:45	100	－	＋	○			200
	9:00	70	－	＋	○			200
	11:30	100（30g）	＋	＋	○			
	13:00	60	－	＋	○			250
	14:15	90	－	＋	○			
	15:00	50	－	＋	○			
	17:30	50	－	＋	○			100
	18:30	80	－	＋	○			250
	19:00	50	－	＋	○			50
	20:30	－	－	＋	○			
	21:30	90（30g）	＋	＋		○		
	22:00	－	－	＋	○			
	23:00	50（40g）	＋	±?		○		
	23:30	70	－	－	○			
合計	排尿回数16回	尿量（mL）1100（270g）	失禁回数5回	特記：就寝前より尿漏れを心配して30分ごとにトイレに行っている．なかなか眠れない様子				1050mL

記録者名

②古川さんのトイレまでの移動を気持ちよく介助する．
・トイレまでは歩行を介助する．もしくは車椅子で移送する．
・古川さんが便座に座るとき，車椅子から移動するとき，ズボンを下げるとき，バランスを崩して転倒しやすいので注意を促すとともに，必要に応じて介助する．
・古川さんに，排泄後は自分一人で動かずに，必ず看護師を呼ぶように説明する．
③紙おむつに排泄していないかどうか，定期的に確認する．
④パンツ型の紙おむつを使用しているため，尿取りパッドを組み合わせて使用すると経済的であることを古川さんに説明し，選択してもらう．
⑤尿意・便意が明確でなく失禁が続く，トイレ歩行が苦痛である，陰部の清潔が保てない，などの状況が生じた場合には，導尿や膀胱留置カテーテル挿入の対象となるため，医師に相談する．

2）清潔の援助

〔留意点〕

古川さんの排泄に伴う羞恥心に配慮して行う．

〔具体的な方法〕

①古川さんがトイレで排泄する場合は温水洗浄便座などを使用してもらい，陰部の清潔を保つよう指導する．

②古川さんのおむつへの排尿が続く場合は，ベッド上で陰部洗浄を行う．
- 洗浄時は部屋を温めておく．
- 陰部の露出を最小限にする．
- 適宜，声をかけながら古川さんの羞恥心に配慮する．
- 皮膚・粘膜の状態を観察する．

③全身の清潔を保つために，シャワー浴・入浴，清拭を行う．

④古川さんの寝衣は，着脱しやすいように，上衣・下衣が別になっている，きつすぎないものが望ましい．

3）失禁したときの心理的援助

〔留意点〕

排泄にかかわる問題であること，失禁してしまったという古川さんの心情に配慮し，援助する．

〔具体的な方法〕

①「つらい」「情けない」と思う古川さんの心情に配慮し，失禁を責めるような発言や態度をとらない．

②陰部を清潔にし，おむつ交換を手早く行う．

③カーテンやスクリーンを閉め，プライバシーを保護する．

4）膀胱留置カテーテルの挿入

古川さんの尿意が低下する，トイレに行くことが困難となる，水分を摂らなくなるなどが生じた場合は，医師と相談のうえ，膀胱留置カテーテルを挿入する．

〔留意点〕

①膀胱内は無菌であるため，カテーテルの挿入により感染する可能性が高くなる．カテーテルは無菌操作により挿入し，カテーテル挿入後も感染予防に留意して管理する．

②カテーテル挿入による膀胱・尿道の粘膜の損傷を予防する．そのためには，適切なサイズのカテーテルを選択する，カテーテルを挿入す

図2-30 ● カテーテルの挿入

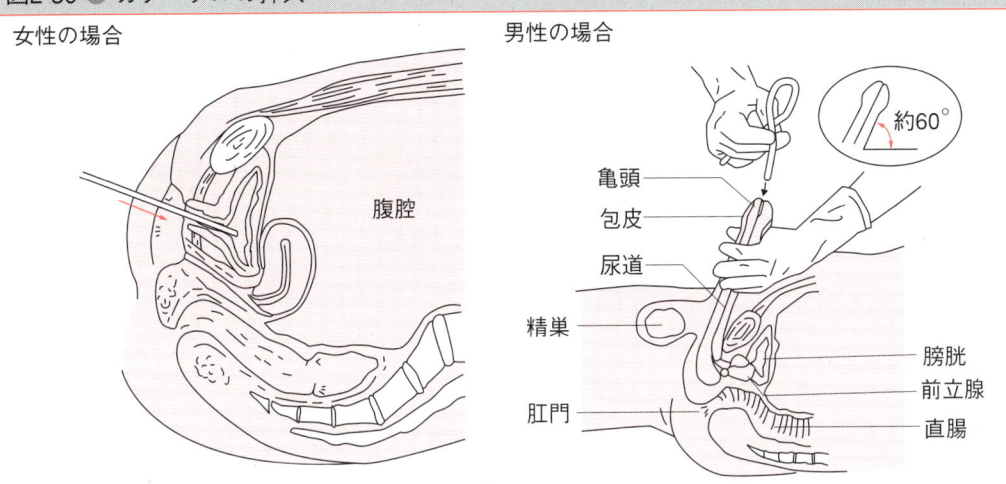

女性の場合　　　　　　　男性の場合

約60°

亀頭
包皮
尿道
精巣
肛門
腹腔
膀胱
前立腺
直腸

図2-31 ● 尿道カテーテル留置中の尿路感染症の発症経路

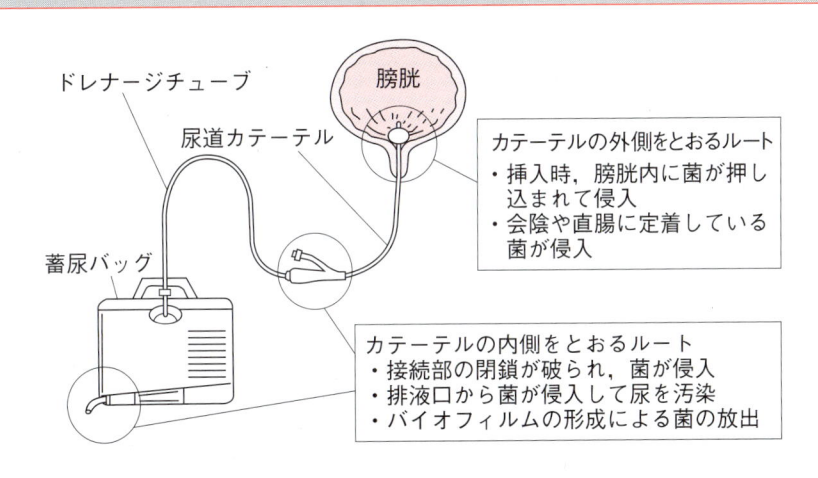

ドレナージチューブ
尿道カテーテル
蓄尿バッグ
膀胱

カテーテルの外側をとおるルート
・挿入時，膀胱内に菌が押し込まれて侵入
・会陰や直腸に定着している菌が侵入

カテーテルの内側をとおるルート
・接続部の閉鎖が破られ，菌が侵入
・排液口から菌が侵入して尿を汚染
・バイオフィルムの形成による菌の放出

ぎない，膀胱・尿道の解剖学的な構造を想起し，カテーテルの向きを考えて挿入する，などが大切である（図2-30）．
・古川さんは女性なので，やや斜め下方向に挿入する．
③羞恥心の軽減：古川さんの陰部の露出を最小限にする．
④膀胱留置カテーテル挿入中は，感染のリスクが高まる．感染経路（図2-31）を理解し，注意深く観察する．

〔具体的な方法〕
①カテーテルを挿入する場合：
・カテーテルを看護師2人で挿入する場合は表2-22のように行う．
・カテーテルの固定は図2-32のように行う．
②膀胱留置カテーテルを留置している場合：

表2-22 ● 膀胱留置カテーテルの挿入方法

共通	看護師A	看護師B	備考
①患者の体位を整え，処置用シーツを敷く			
	②滅菌手袋をつける	③カテーテルと蓄尿バッグを接続する	接続部を不潔にしないように注意する
		④固定液を注入し，バルーンが膨らむことを確認する．確認したら固定液を抜いて元の状態に戻しておく	
		⑤ビニール袋（膿盆）を置く	
	⑦鑷子を受け取る	⑥看護師Aに鑷子を渡す	
		⑧鑷子を持ち，消毒用綿球を看護師Aに渡す	
	⑨消毒用綿球を受け取る		この時点での利き手は不潔．陰唇を開いた手はカテーテル挿入まで離さない
	⑩利き手と逆の手で陰唇を開いて尿道口を確認し，中央，左右それぞれを綿球を交換しながら消毒する		
		⑪滅菌シャーレを処置シーツ上に取り出し，キシロカイン®ゼリーを絞り出す	
	⑬カテーテルの先端近くを把持し，キシロカイン®ゼリーをつける	⑫カテーテルを不潔にしないように袋から取り出す（ぶら下げた状態）	
	⑮患者に声をかけながらゆっくり挿入する	⑭接続部を把持しておく	カテーテル挿入の長さ 女性：3〜4cm 男性：15〜20cm
	⑯尿の流出を確認したら，さらに3cm挿入する		
		⑰固定液を注入し，バルーンの固定状態を確認する	
	⑲手袋をはずす	⑱カテーテルを固定する（図2-32）	女性：大腿内側 男性：下腹部
		⑳蓄尿バッグを下げる	ベッド柵は不可
㉑患者の状態を元に整え，使用物品を片づける			

・カテーテル留置中は尿量と性状を観察する．
・発熱の有無を観察する．
・導尿管の屈曲・閉塞に注意し，尿がスムーズに流出していることを確認する．
・蓄尿バッグを膀胱より高くしない．臥床時も流出がスムーズな位置にバッグを下げ，決して膀胱より高くしない．
・カテーテル留置による違和感がないか確認し，ある場合は固定位置を工夫する．
・蓄尿バッグにカバーをつけるなどの配慮を行うとともに，移動時は尿

図2-32 ● カテーテルの固定

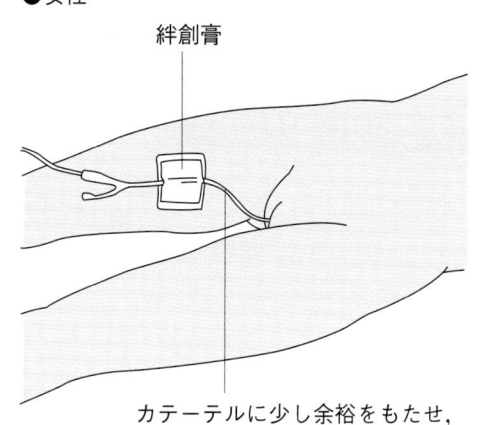

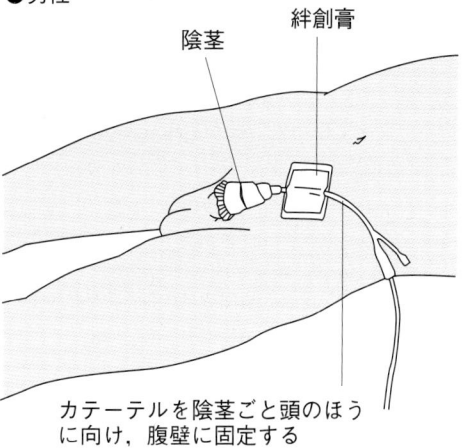

●女性　絆創膏

カテーテルに少し余裕をもたせ，大腿内側に固定する

●男性　陰茎　絆創膏

カテーテルを陰茎ごと頭のほうに向け，腹壁に固定する

量を確認のうえ廃棄しておく．
③膀胱留置カテーテルを抜去する場合：
・寝衣を除き，陰部を露出する．
・固定している絆創膏をはがす．
・固定液を注射器で抜く．
・カテーテルを静かに抜く．
・尿道口を消毒する．
・患者の状態を元に戻す．

4 演習課題

①持続的導尿との共通点・相違点を確認しながら一時的導尿の留意点と手順を整理しよう．
②腹圧性尿失禁の原因と対策について調べてみよう．

15 出血傾向のある患者への看護

A 出血傾向についての基本的な知識

　出血傾向とは，わずかな刺激により出血したり，はっきりした原因がないのに出血し，出血すると容易に止血しにくい状態をいう．出血は，歯肉出血や鼻出血，皮下出血（表2-23）など外見上観察される出血だけでなく，筋肉や関節内出血，脳出血，臓器出血などもみられる．

　出血傾向の原因には，血小板の減少，機能異常，血管壁の異常として毛細血管の脆弱化，凝固因子の異常がある．成人の血小板数は15万〜40万/μlである．血小板数が3〜5万/μl以下になると出血傾向が強くなり，1万/μl以下になると止血が困難になる．

　播種性血管内凝固（disseminated intravascular coagulation；DIC）症候群を合併していると，出血傾向が増大する．

　また，副作用として出血傾向に注意が必要な薬剤には血栓溶解薬（ウロキナーゼ），ヘパリン，経口抗凝固薬（ワルファリン）などがある．

B 出血傾向によって起こりうる問題と留意点

1 出血傾向によって起こりうる問題

出血傾向によって起こる身体への影響は以下のとおりである．
①失血が続くと鉄欠乏性貧血になり，呼吸困難やめまい，頭痛などの不快な症状を引き起こす．
②体力が低下する．
③はっきりした原因がなくても出血し，止血しにくいため恐怖心が高まり，消極的になったり精神状態が不安定になりやすい．
④常に出血の危険を伴うため，生活様式の変更や行動制限が必要となり，

表2-23 ● 皮下出血

○皮下出血・紫斑：赤紫色
　・点状出血：直径3mm未満
　・斑状出血：直径3mm以上，2cm未満
　・広汎性皮下出血：2cm以上
○皮膚表面に近いものは赤みが強い
○皮膚の深い部分や皮下脂肪の出血は青みを帯びる
○出血斑の色調の変化：褐色→橙黄色→淡黄色→消失（7〜10日間）

その人らしい日常生活を送りにくい．

2 出血傾向のある患者を看護するうえでの留意点

出血傾向のあるときには，以下の点に留意する．
①バイタルサインや全身状態の変化に注意して観察する．
②打撲や転倒をしないように，安全な環境を整える．
③患者自身にも圧迫や打撲，転倒をしないように注意して生活するように説明する．
④温度変化や寒冷刺激により出血するおそれがあるため，室温調節や外出時の保温に注意する．
⑤出血時には速やかに止血し，再出血していないか，止血状態を観察する．
⑥排便時に努責すると血圧が上昇し，出血するおそれがあるため，便通を調節して便秘を予防する．
⑦出血傾向に伴う行動制限や不安に対する援助を行う．

C 出血傾向のある患者の事例

1 患者の紹介

新川さん（仮名）は50歳，男性，会社員．数か月前から，歯を磨くと歯肉から出血することが多くなり，最近は出血時間が長くなってきたため心配になっていた．また，入浴時に大腿部に紫色のあざを発見することがあったが，痛みはなく，打撲した記憶もないため不思議に思っていた．

今朝，鼻をかんだときに鼻出血し，いつまでも止血しないため耳鼻科外来を受診した．血液検査の結果，「血小板数が3万/mm^{3}です．出血しやすい状態になっていますから，入院して検査をしましょう」と説明を受け，入院となった．

2 患者のとらえ方

新川さんは，血液検査の結果，血小板数が3万/mm^{3}であったことから，刺激がなくても自然に出血して止血しにくい状態である．今後，出血傾向の原因を調べるための検査が行われるが，出血を予防するとともに，新川さん自身にも注意して生活をしてもらう必要がある．新川さんは会社員であり，今後は仕事の中断，検査，治療に関する不安が生じる可能性がある．

3 技術の適用

1）バイタルサインの測定と観察

〔留意点〕
① 新川さんの血圧測定を実施する際は，マンシェットの加圧により内出血するおそれがあるので，圧迫を最小限にする．
② 皮下出血は，新川さん自身が気づかない部位に出現する場合があるので，観察する必要性を説明し，協力を得る．

〔具体的な方法〕
① 血圧測定実施時は，マンシェットによる圧迫を最小にするために，余分な加圧をしないようにし，前回の測定値を参考にする．無駄な加圧をすることのないよう，また最小血圧値を聴取後は速やかに減圧する．
② 新川さんが清潔行為や更衣をする際は，看護師が皮下・粘膜の出血の有無と状態，色調，大きさなどを観察したいことを説明し，協力を得る．
③ 下着のゴムや衣服のベルトなど，圧迫が加わりやすい部位の皮膚を注意して観察する．
④ 新川さんに口腔内や肛門などからの粘膜出血に注意するように説明する．

2）清潔の援助（口腔ケア，ひげ剃り，シャワー浴，洗髪，衣服の選択）

〔留意点〕
① 新川さんの皮膚・粘膜を傷つけないように，摩擦する際の圧を調整し，使用物品を選択する．新川さんは男性なので，力強くからだを洗う習慣があると思われるため，理由を説明して理解を得る．
② 援助する場合は，ケア中に皮膚を強く圧迫しないように注意する．
③ 清潔のケアは，直接，皮膚や粘膜を観察する機会なので，出血斑の状態の変化や新出血の有無に注意する．

〔具体的な方法〕
① 口腔ケア：
・歯肉から出血しやすいため，新川さんが出血することをおそれて歯磨きをしなくなることがないように注意しつつ，歯肉炎やう歯を予防するための食後の歯磨きを励行するように説明する．
・磨き方や圧力に注意が必要なため，新川さんには鏡を見ながらブラッ

図2-33 ● 口腔ケア用スポンジ

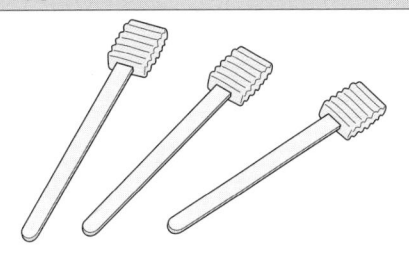

シングするように説明する．
・歯磨きには，軟らかい歯ブラシを用意してもらう．出血しやすいときは口腔ケア用スポンジ（図2-33）を用いて，歯肉を傷つけないように力を加減して行ってもらう．
・歯肉出血があると口臭を生じやすく，不快感もあるので，市販の洗口液やミント入りの含嗽水，レモン水など，好みのものを用いて含嗽し，爽快感が得られるように工夫し，清潔を保つ．

②ひげ剃り：
・ひげ剃りをするときは皮膚を傷つけないように，蒸しタオルなどの温かいタオルを当てて，ひげを軟らかくするよう説明する．
・皮膚を傷つけないように電気シェーバーを使用してもらう．

③全身の皮膚の清潔：
・体力の消耗を少なくするために，入浴ではなくシャワー浴を行うことを説明する．
・脱衣室とシャワー室の室温を24〜26℃に調節する．
・シャワー中に転倒しないように，新川さんにはシャワーチェアに腰かけてもらい，安定した姿勢で実施してもらう．
・強い力で皮膚を傷つけないように，軟らかいスポンジを用い，洗浄剤を十分に泡立て，皮膚表面の汚れを除去するように説明する．
・新川さんに，かゆいところや，皮下出血などの皮膚の異常はないかを観察してもらう．
・皮膚を傷つけないように，爪を切り，滑らかに整えているかを確認する．

④洗髪：
・出血傾向が強い場合には，看護師が洗髪を行う．体位は新川さんが呼吸しやすいようにファーラー位で行う．
・短時間で汚れを除去するために，洗髪前に，頭髪を軟らかいブラシでブラッシングして頭髪の汚れを除去する．その際，新川さんの頭皮の状態を観察する．

・頭皮・頭髪を十分に湿らせて，シャンプーの泡立ちをよくする．
・頭皮を傷つけないために，シャンプーを十分に泡立てる．
・頭皮のマッサージをする際は指腹に力を入れずに滑らかに行う．
・出血傾向が改善し，新川さん自身で洗髪ができるようになったら，爪を立てて洗わないように指導する．
・整髪のために新川さん自身でブラッシングする場合は，頭髪を引っ張らないように説明する．

⑤衣服の選択：
・新川さんに，衣服は，皮膚を刺激しない，軟らかい綿素材のものを選んでもらう．
・衣服の縫い目が刺激になって皮下出血する場合もあるため，縫い目のないものを選ぶか，縫い目を外側にして着用し，皮膚への刺激を避ける．
・からだを締め付けないように，ゆとりのあるデザインのものを選んでもらい，ゴムやベルトなどで圧迫していないかを確認する．

3）排泄の援助

〔留意点〕
①便秘の予防：排便時に努責すると出血を誘発するので，便秘しないように便通をコントロールする．
②排泄後，肛門部の清潔を保つ方法を指導する．

〔具体的な方法〕
①新川さんに水分摂取を促し，食物繊維の多い食品を取り入れる．
②腹部を圧迫して血行を妨げないように，ゆとりのある衣服を選んでもらう．
③排泄後の肛門部の清潔の方法について新川さんに指導する．強く擦ると出血するため，温水洗浄便座を使用して肛門部を洗浄し，柔らかいトイレットペーパーを用いて押さえ拭きする．

4）環境整備

〔留意点〕
①打撲や転倒・転落による出血を予防するために，ベッドおよび新川さんの生活環境を整える．
②急激な温度変化や寒冷刺激により出血するので，室温を調節する．

〔具体的な方法〕
①ベッドの高さを，新川さんが乗り降りしやすい高さに調整する．
②ベッドストッパーをかけているか，訪室時に毎回確認する．

③睡眠中のベッドからの転落を防止するために，ベッド柵を設置する．ベッド柵で打撲して出血するのを予防するために，柵をスポンジなどでカバーし，衝撃を緩和する．
④ベッド周囲を整頓し，つまずかないようにする．
⑤歩行時は，スリッパではなくゴム底の靴を履いてもらう．階段を昇降する際は，必ず手すりにつかまり，転倒を予防するように説明する．

4 演習課題

①歯磨きをするたびに歯肉出血をするため，歯磨きを拒否している患者への援助について考えてみよう．
②寝相が悪く，睡眠中にベッド柵に打撲して皮下出血する患者への援助について考えてみよう．
③副作用で出血傾向がある薬を服用している患者への生活指導について考えてみよう．

16 貧血のある患者への看護

A 貧血についての基本的な知識

1 貧血の状態

貧血（anemia）とは，末梢血液中のヘモグロビン濃度，赤血球数，ヘマトクリット値が正常値より減少した状態をいう（表2-24）．貧血による症状には，「だるい」「疲れやすい」「息切れがする」「動悸がする」などがある．

急性出血により循環血液量が急激に減少すると，顔面蒼白，冷汗，頻脈，脈拍微弱，血圧低下となり，意識を消失して出血性ショックの状態となる．

一方，貧血が慢性に進行している場合には，はっきりした自覚症状がなく，本人も気づかないことが多いため，発見が遅れやすい．

2 貧血の原因

貧血の原因は，大きく分けて赤血球の「産生障害」「破壊の亢進」「喪失」の3つがある．それぞれの分類は以下のとおりである．

（1）赤血球の産生障害
①造血物質（鉄，ビタミンB_{12}，葉酸）の欠乏によるヘモグロビンの合成障害：鉄欠乏性貧血
②赤血球産生組織のDNA合成障害：巨赤芽球性貧血
③造血細胞の異常：再生不良性貧血，骨髄異形成症候群
④エリスロポエチン産生障害：腎性貧血

（2）赤血球の破壊の亢進
①先天性：遺伝性球状赤血球症
②後天性：自己免疫性溶血性貧血，脾臓機能亢進

（3）赤血球の喪失

表2-24 ● 成人の貧血に関係する血液検査の基準値

	男　性	女　性
赤血球数（RBC）	400万〜550万/μl	360万〜500万/μl
ヘモグロビン濃度（Hb）	13.0〜18.0g/dl	11.0〜16.0g/dl
ヘマトクリット値（Ht）	37〜52%	32〜48%

①急性血液喪失
②慢性の出血

B 貧血によって起こりうる問題と留意点

1 貧血によって起こりうる問題

貧血によって起こる身体への影響は以下のとおりである．
①ヘモグロビンは組織に酸素を運搬し，不要になった二酸化炭素を運び出す役割を果たしている．そのため，ヘモグロビン濃度が低下すると，全身に供給される酸素量が減少するため，組織が酸素不足の状態に陥る．脳の酸素不足により，めまい，立ちくらみ，頭重感・頭痛，耳鳴り，肩こりなどが起こる．活動時に，動悸・息切れがして疲れやすくなり，倦怠感が生じるなど，様々な症状を引き起こし，日常生活に支障をきたす．
②貧血に伴う身体症状により，食欲が低下し，睡眠も障害されるため，体力を消耗する．
③立ちくらみにより転倒する危険がある．

2 貧血のある患者を看護するうえでの留意点

貧血時には以下の点に留意する．
①バイタルサインや顔色などを注意深く観察する．
②急に立ち上がったり，身体の向きを変えるなど，急な動きをすると，めまいを起こしたり失神する場合があるため，何かにつかまりながらゆっくりした動作を心がけるよう指導する．
③貧血の原因に応じた生活上の注意を指導する．食事により改善できる場合は，食事指導を行う．
④体力が低下し，疲労しやすいので，呼吸状態や顔色などを観察しながらセルフケアの範囲を判断する．

C 貧血のある患者の事例

ここでは貧血を自覚している若い女性の事例について考えてみる．

1 患者の紹介

中川さん（仮名）は20歳代，女性，会社員．一人暮らし．中川さんは，鉄欠乏性貧血があり，その原因として医師からは子宮筋腫による月経過多

であろうという説明を受けている．中川さんは，10歳代から月経時痛が強かったが，市販の鎮痛薬を飲むと緩和するため，月経時の出血量も多いが受診するほどではないと思っていた．しかし，最近，生理でない日にもめまいがしたり，身体がだるく疲れやすくなったため受診した．

2 患者のとらえ方

　中川さんは鉄欠乏性貧血によるめまいと倦怠感，脱力感があり，日常生活に影響を及ぼすようになっている．貧血が徐々に進行する場合は自覚症状がないことが多く，中川さんの場合も，最近になって体調の異常を自覚したようであるが，以前から貧血であったと考えられる．

　中川さんの貧血の原因は，子宮筋腫による月経過多であるため，今後は，子宮筋腫の治療とともに貧血改善の治療が開始される．現在，中川さんはめまいと倦怠感があるので，転倒などの事故が起こる可能性がある．

3 技術の適用

1）バイタルサインの測定と観察

〔留意点〕
①血圧変動に注意する．安静時と活動後の血圧を測定し，行動による循環動態への影響を観察する．
②呼吸状態を観察する．身体を動かすと，組織への酸素供給が低下しやすいため，歩行や日常生活行動時の動悸，息切れの有無と程度の変化に注意する．
③末梢循環状態を観察する．チアノーゼは顔色だけでは判断しにくいため，口唇色，爪床色，眼瞼結膜の色調を観察する．
④中川さん自身が体調に注意できるように，観察方法を説明し理解してもらう．

〔具体的な方法〕
①バイタルサインの測定の際に，貧血の状態を観察するとともに検査データを把握する．
②中川さん自身に貧血状態に注意してもらうために，観察方法について説明しながら実施する．
③チアノーゼの観察：下眼瞼を引き下げて，眼瞼結膜の色を観察する（図2-34）．貧血がある場合は，眼瞼結膜が白っぽい．
④中川さんの貧血による影響の程度と変化を観察する．鉄欠乏性貧血の患者にみられる特徴的な症状として，スプーン爪（図2-35），口角炎，舌表面の味蕾がなくなりツルツルになった赤く平らな舌，頭髪のつや

図2-34 ● 眼瞼結膜の観察方法

通常の眼瞼結膜　　　貧血の眼瞼結膜

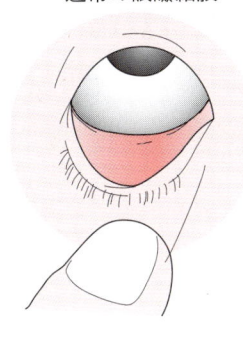

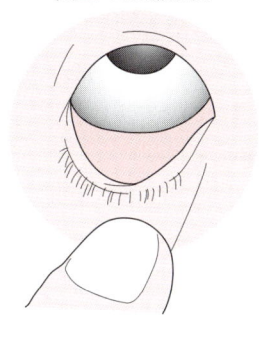

貧血の眼瞼結膜は通常より赤みが薄くなっている

図2-35 ● スプーン爪（匙状爪）

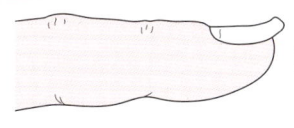

爪母への血流障害や鉄欠乏性貧血のため爪がそり返って起こる

の消失，枝毛や脱毛などがある．
・めまい，動悸，息切れ，頭痛，肩こり，疲れやすさ，集中力の低下などの中川さんの自覚症状の有無と程度を観察する．

2）清潔の援助（シャワー浴，洗髪，口腔ケア）

〔留意点〕

①検査データの情報と，貧血に関する中川さんの自覚症状に合わせた清潔の方法を選択する．中川さんは若いので，皮膚の代謝が活発であるため，入院前の清潔習慣を継続できるように援助する．

②入浴は温熱効果により全身の血液還流速度が速くなり，酸素消費量が増加し，体力を消耗する．そのため，中川さんの貧血が改善するまでは，体力を消耗させないように，短時間で清潔にできるシャワー浴とする．

③めまいや倦怠感が強いときは清拭を行う．上肢や胸腹部などは，中川さんの体調をみながら，可能な範囲で自分で拭いてもらう．

④貧血が改善して入浴が可能になり，湯船につかる場合は，湯の温度を40〜41℃程度とし，湯につかるのは胸の高さまでとして時間を短く（5分以内）する．

⑤中川さんは，日常生活行動は自立して行えるので，環境を整えて使用する物品を用意し，清潔にする行為だけを自分自身で行えるように援助する．

⑥頭皮・頭髪が汚れていると瘙痒感や悪臭により不快になるので，中川

さんに負担がかからない方法で清潔に保つ．
⑦倦怠感や息切れなどにより歩行しにくい場合は，口腔ケアを怠りがちになるため，実施の有無を中川さんに確認し，必要に応じて車椅子での移動を援助し，歯磨きをできるようにする．

〔具体的な方法〕

■シャワー浴

①貧血が改善してめまいや息切れなどの自覚症状が軽減するまでは，中川さんにはシャワー浴を勧める．入浴は，湯に身体を浸すため全身の血液循環が促進し，酸素消費量が増加するので，シャワー浴のほうが温熱による影響が少ないことを中川さんに説明し，理解を得る．

②シャワーするときの注意事項を中川さんに説明する．

・シャワーチェアに腰掛けて，安定した姿勢で行う．
・シャワー終了後，立ち上がるときは，立ちくらみを予防するために手すりにつかまってゆっくりした動作で行動し，転倒を予防する．

③シャワー中に気分が悪くなった場合は，無理をせずにナースコールで呼ぶように中川さんに説明する．看護師が来るまでの間，手すりにつかまって安全な状態で待つように注意する．

■洗髪

①息苦しさを緩和するために，リクライニングチェアまたは洗髪車を用いてセミファーラー位で洗髪を介助する（図2-36）．

②洗髪は爽快感が得られて気分転換になるので，中川さんの希望を聞き，1日置きぐらいの頻度で行う．

■口腔ケア

①食後に歯磨きをできるように，車椅子で洗面所に移動する．
②歯磨きの際に，歯肉出血の有無や口腔内の異常について観察する．

図2-36 ● リクライニングチェアや洗髪車を用いた洗髪

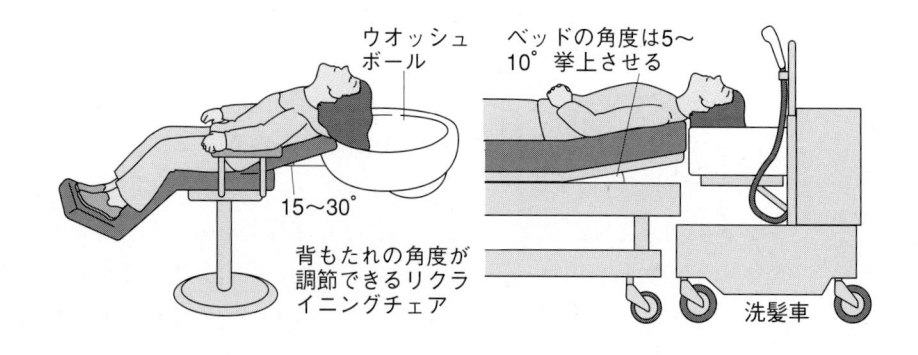

3）移動・活動の援助

〔留意点〕

① 筋肉運動によって全身の血流速度が速くなると，酸素消費量が増加するため，心肺機能が亢進して中川さんの体力を消耗する．そのため，休みながらゆっくり行動するなど，負担が少ない方法で生活するように指導する．

② 血中ヘモグロビン濃度が低いと，細胞への酸素供給能力が低下し，脳貧血を起こしやすいので，中川さんにゆっくりからだを動かすように指導する．呼吸が乱れない程度の速さでからだを動かすように説明する．移動時は，手すりにつかまって常に安全を確保し，転倒による事故を予防する．

〔具体的な方法〕

① 中川さんに歩行時や体動時の注意事項を説明する．
・素早く起立すると，脳の循環血液量が一時的に減少して血圧低下を起こすことがあるため，ゆっくり起きる．
・立ち上がる際はめまいや転倒を起こさないように，しっかりした物につかまり，ゆっくりした動作で身体を動かす．
・廊下を歩行する際は，手すりにつかまり，いつでも身体を支えられるようにする．
・歩行する際は，呼吸が乱れないようにゆっくり歩く．
・階段の昇降は酸素消費量が多いので負担が大きく，転倒する危険を伴うため，エレベーター，エスカレーターなどを利用するよう勧める．

② 移動の援助：
・めまいやふらつきがある場合は，車椅子で移動を援助する．
・車椅子の移動速度はゆっくりとし，中川さんの意見を聞きながら調節する．
・中川さんはトイレへの移動のために看護師を呼ぶことを遠慮しがちになると思われるため，食事の前後などに看護師側から声をかけるようにする．

4）食事の援助

〔留意点〕

① 中川さんは，鉄欠乏性貧血であるため，食事によって必要な栄養素を摂取するように，貧血の改善に有効な食品の選択や調理方法について指導する．

② 中川さんは若い女性なので，ダイエットのために食事を制限している

ことも考えられるため，入院前の食生活について情報を得る．退院後に活用できるように，食事指導を行う．
③治療のために鉄剤が処方された場合，鉄剤の内服に伴う食事上の注意事項について説明する．

〔具体的な方法〕
①貧血を改善するために，食事をできるだけ残さないように説明する．食べにくいものがあれば，他の食品と交換することもできるので，相談するように促す．
②貧血の改善に有効な食事について，パンフレットを用いて具体的に指導する．指導の際に，中川さんの食生活について話を聞き，個別性を考慮した指導を行う．
③食品中に含まれる鉄には，腸から吸収されやすい「ヘム鉄」と吸収されにくい「非ヘム鉄」があるが，「ヘム鉄」のみを多く摂取するのではなく，「非ヘム鉄」を鉄の吸収を促進する食品と組み合わせて摂取することで，効率よく鉄を摂取できる．鉄の吸収を促進する食品は，ビタミンC，B_6，B_{12}，葉酸などである．また，造血機能を高めるために良質のたんぱく質を摂ることを説明する．
④食事をゆっくり，よく咀嚼して食べると，胃液の分泌が促進され，鉄の消化・吸収を高めることができることを説明する．
⑤空腹時に鉄剤を内服すると，鉄が胃腸の粘膜を刺激して悪心や下痢などの副作用が生じることがあるので，その場合は看護師に伝えるように説明する．鉄剤は空腹時に内服するものだが，患者の症状を医師に説明し，食後に服用してよいか相談する．

鉄剤の内服と緑茶との関係について

以前は，「鉄剤を緑茶と一緒に内服してはいけない，鉄剤服用の30分から１時間は緑茶を飲んではいけない」と言われていました．それは鉄が緑茶の成分であるタンニンと結合して水に溶けにくくなるため，消化管から吸収されなくなると考えられていたからです．

しかし，近年，実験研究の結果，鉄欠乏性貧血の状態にある人は，体内の鉄量が減少しているために消化管から効率よく鉄が吸収される状態であることがわかりました．また，鉄剤に含まれる鉄の量は100～150mgと多量なので，タンニンによる吸収阻害はわずかといえます．そのため，鉄剤を内服中の人が日常生活で緑茶やコーヒーを控える必要はないということです．

4 演習課題

①起床時にめまいやふらつきのある患者への援助について考えてみよう．

②偏食のために貧血状態が改善しない患者への援助について考えてみよう．

③貧血改善に効果のある食物について調べてみよう．

17 片麻痺のある患者への看護

A 片麻痺についての基本的な知識

　片麻痺（hemiplegia）とは，左右どちらか一側の上下肢，顔面，体幹に起こる運動麻痺である．片麻痺を呈する疾患として頻度の高い疾患は脳梗塞，脳血管出血などの脳血管疾患であり，大脳皮質の運動野，内包，大脳脚部などが障害されることにより起こる．

　運動や知覚の麻痺の範囲や程度は，患者個々により異なるが，一側の上下肢の機能が障害されるため，すべての日常生活動作に支障をきたす．

　患者個々の麻痺の範囲や程度，残存機能を適切に見極めた援助が求められる．

B 片麻痺によって起こりうる問題と留意点

1 片麻痺によって起こりうる問題

　片麻痺によって起こる身体への影響は以下のとおりである．
　①左右どちらか一側の上下肢，顔面，体幹の運動が麻痺し，スムーズな随意運動が困難になるため，それまで行っていた日常生活の様々な動作を自らの力で自立して行うことが困難になる．
　②左右どちらか一側の上下肢が麻痺しているため，立位保持や歩行に障害をきたすため，移動するときに転倒の危険性が高い．
　③脳の障害される部位により，言語障害や嚥下障害などを伴っている場合がある．
　④機能喪失に対する受け止め方によっては，心理状態が不安定となったり，意欲低下を招くおそれがある．

2 片麻痺のある患者を看護するうえでの留意点

　片麻痺があるときには，以下の点に留意する必要がある．
　①患者の健側・患側と現在の残存能力を適切に判断し，患者の残存能力を生かし，患者自身ができることは患者自身で行うよう促す．
　②リハビリテーション期には，日々，できる動作が変化するため，その変化に留意する．
　③麻痺側は不適切な扱いにより関節脱臼を起こすことがあるので，注意

する．
　④半身が不自由であるため，バランスを崩し転倒するリスクが常につきまとうことを念頭において，日常生活全般について必要な援助をする．
　⑤患者は身体機能喪失を受容できないことがあるため，心理状態を把握し，援助する．

C 片麻痺のある患者の事例

　ここでは，脳梗塞を起こして片麻痺となった患者の事例について考える．

1 患者の紹介

　小林さん（仮名）は68歳，女性．2か月前に脳梗塞を発症し大学病院に入院していた．急性期を脱したが，右片麻痺のためリハビリテーション専門の病院に転院し，リハビリテーションを行っている．
　小林さんの右上下肢は，完全に麻痺してはおらず，自力で動かすことが可能である．しかし，あまり力が入らず，右上肢での細かい動作は不可能である．また，左上肢で手すりなどにつかまり，立位を保持することは可能であるが，不安定であり，一人で歩行することはできない．移動の際には車椅子を使用しており，移乗の際にも介助を要する．
　小林さんは，脳梗塞の発症当初は，構音障害や嚥下障害がみられていたが，現在は改善し，コミュニケーション，摂食ともに問題ない．利き手は右手である．

2 患者のとらえ方

　小林さんは，脳梗塞により右片麻痺となった．脳梗塞を発症後，2か月が経過しており，リハビリテーションを行っている慢性期の患者である．発症当初みられた構音障害と嚥下障害は改善しているが，右上下肢に麻痺が残存しているため，食事動作，清潔・整容，更衣，排泄，移動などのすべての日常生活動作に対する援助と，その機能改善のための援助が必要な状態である．現在，リハビリテーションを行っていることから，今後さらに右上下肢の機能改善の可能性があるため，現在の能力を正確に評価し，適切な援助を行うことが必要である．
　小林さんは右片麻痺であり，左上下肢の機能に問題はない．しかし，利き手である右上肢に麻痺があることにより，日常生活への影響は麻痺側が非利き手である場合より大きい．

3 技術の適用

1）バイタルサインの測定

〔留意点〕

バイタルサインの測定を行う際には，麻痺側を確認する．

〔具体的な方法〕

小林さんは右上下肢に麻痺があるため，バイタルサインの測定の際，体温，血圧，脈拍の測定は左上肢で行う．

2）食　　事

〔留意点〕

①小林さんが安定した座位で食事ができるよう援助する．

②小林さんは，食事摂取が思うようにできず，焦燥感を抱えたり，自尊心が低下するおそれがある．また，億劫さから十分な食事摂取ができないことも考えられる．そのため注意深く観察し，必要に応じて食事介助をする必要がある．

③小林さんは，利き手である右上肢が麻痺しているため，利き手交換の練習をする必要がある．

④小林さんは非利き手での食事摂取により，思うように食事ができないことが考えられる．しかし，思うように食事摂取ができないことや，衣服の汚染を予測した防水の食事用エプロンの着用は，小林さんの自尊心を傷つけるおそれがあるため配慮が必要である．

〔具体的な方法〕

①食器の選択（図2-37）：

・小林さんは，非利き手である左上肢で食事摂取するため，握りやすいスプーン，フォークや，すくいやすい皿，食器が滑らないようなトレイやマットなどを用意するとよい．

・既製の食器がない場合は，スプーンやフォークの柄にタオルなどを巻いて小林さんが握りやすくするなど，使用できるものの工夫をする．

②患者の準備・体位の調整：

・食事の前に排泄の有無を小林さんに確認する．

・食事中に食事がこぼれ，衣服を汚染するおそれがあることを小林さんに説明し，了解が得られたら，防水の食事用エプロンまたはタオルなどで汚染される可能性のある部分を保護する．

・ベッドの上部を起こし，座位にする．小林さんの上半身を起こす際には，身体が下方にずり落ちていないか確認する．小林さんの身体がベ

図2-37 ● 片麻痺の人が使いやすい食器

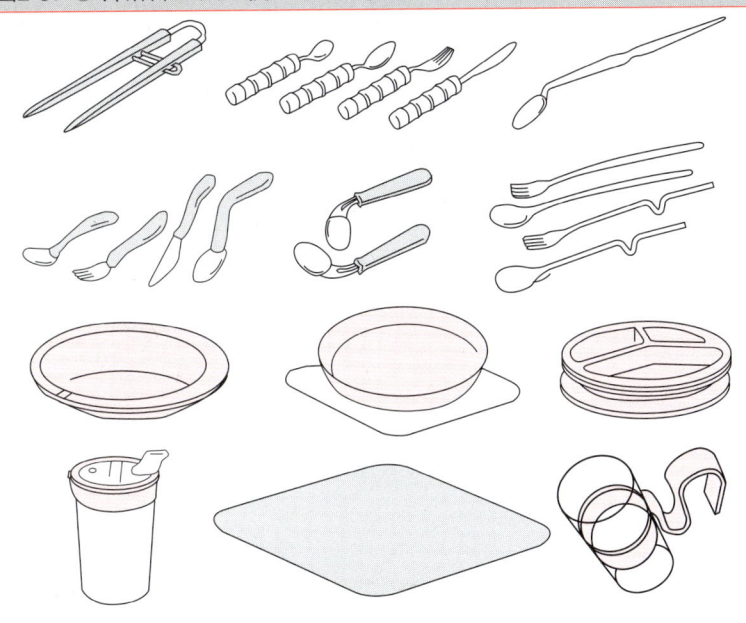

ッド下方にずれたままでベッドアップをすると，座位になっても腹部が圧迫された状態となるため苦痛であり，また食事摂取がしにくい状態となる．
・おしぼりを準備し，小林さんの手を清潔にする．右上肢が麻痺しているため，自分自身で手を拭くことができないので，左手を拭くのは看護師が援助する．
・片麻痺の場合は，上半身が麻痺側に傾いていくため，小林さんの麻痺側である右の体側や肘の下に，安楽枕や適当な形状にまとめたバスタオルを挿入して上半身が傾くことを予防し，食事摂取に適した姿勢保持の援助をする（図2-38）．

③食事摂取：
・小林さんと相談し，副食は一口大にし，魚は骨を取り除いて食べやすいようにする．
・小林さんは，右上肢が麻痺しているが，完全に麻痺していないため，右上肢を食器に添えて押さえるよう説明する．
・小林さんは麻痺側である右側の口腔内に食物が残りやすいので，口腔内の食物が嚥下できているか確認する．

④口腔ケア：食事摂取後は，口腔ケアの準備をし，小林さんの口腔内を清潔にする．

図2-38 ● 片麻痺がある場合の食事の体位

麻痺側へバスタオルか枕を挿入する

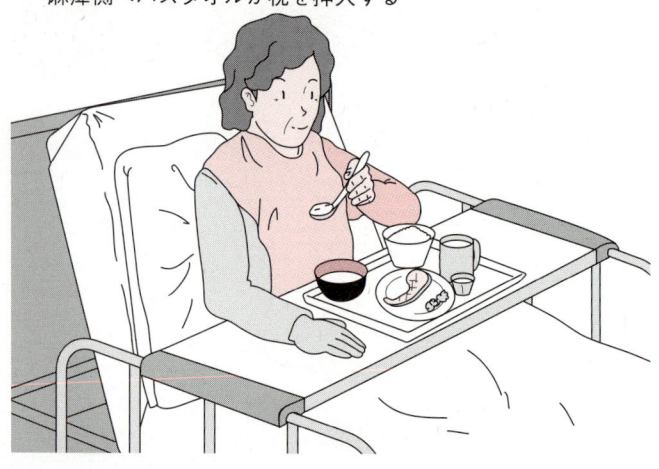

3）移　　動

〔留意点〕

　小林さんは，右片麻痺があり，立位時にバランスを崩したり，車椅子移乗の際に転倒の危険性が高いため注意する．特に移乗動作が確実に安定するまでは，看護師の見守りのもとで実施することの必要性を説明し，了解を得る．

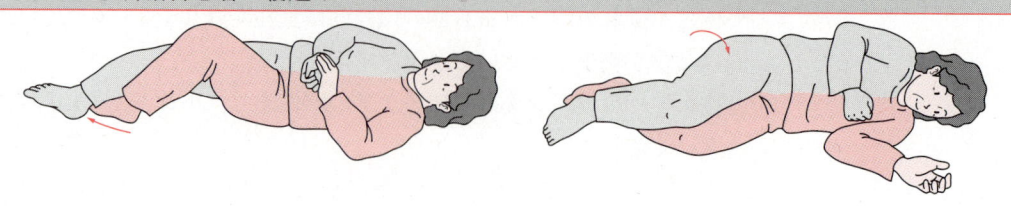

〔具体的な方法〕

①ベッドからの起き上がり：

・小林さんに，自力での起き上がり方法を指導する．

・非麻痺側である左上肢で右上肢を引き寄せ，非麻痺側である左下肢で右下肢をすくうようにした状態にし，左側臥位にする（図2-39）．

・小林さんに，左上肢でベッド柵につかまり，左肘を支点に起き上がってもらう．このとき健側である左下肢を用いて少しずつ両下肢をベッドから降ろすようにする（図2-40②）．

②車椅子の準備：

図2-39 ● 片麻痺患者の寝返り

図2-40 ● ベッド上またはベッドからの起き上がり

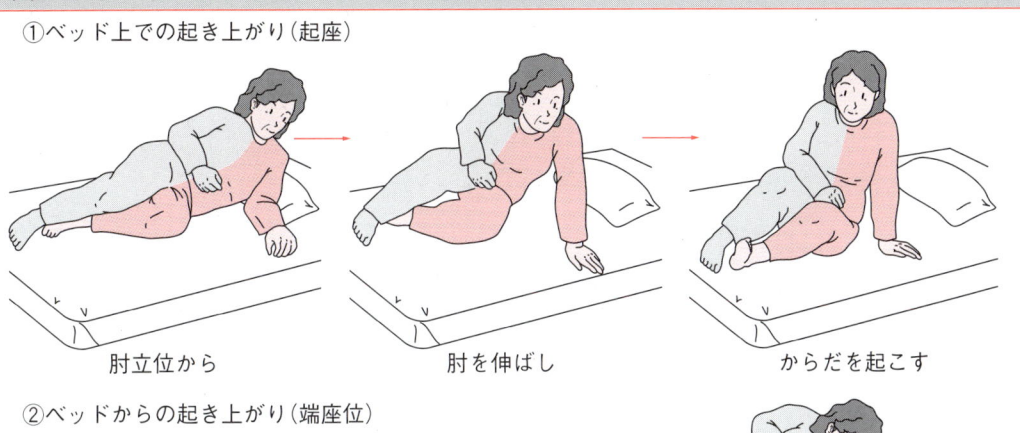

①ベッド上での起き上がり(起座)

肘立位から　　　肘を伸ばし　　　からだを起こす

②ベッドからの起き上がり(端座位)

　　車椅子を小林さんの健側である左側の頭側，ベッドに端座位になった状態でアームレストに手が届く位置に設置し，ストッパーがかかっていることを確認する．
　③ベッドから車椅子への移乗（図2-41）：
　　・ベッドの高さが，小林さんがベッドに端座位になったとき，床に足底がつく高さになっていることを確認し，必要に応じて調整する．
　　・小林さんに，左下肢で立ち上がり，車椅子のアームレストにつかまり，身体を回転させて車椅子に座ってもらう．
　　・左下肢でフットレストを降ろし，下肢を乗せる．右下肢は，左上肢を使用してフットレストに乗せる．

4）清　　潔

〔留意点〕
①小林さん自身の身体機能，残存能力を見極め，小林さんが自分でできることは自分でできるよう指導し，困難な部分は援助する．
②浴室では水，石けんなどを使用するため，小林さんの転倒の危険性が高まるので十分注意する．
③右上下肢が麻痺しているため，湯の温度確認などは看護師が行った後，小林さんの左側の上下肢などにかけながら確認する．

図2-41 ● ベッドから車椅子への移乗

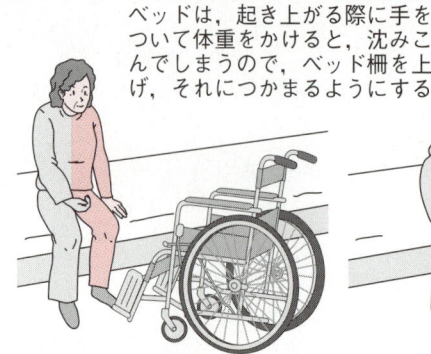

ベッドは，起き上がる際に手をついて体重をかけると，沈みこんでしまうので，ベッド柵を上げ，それにつかまるようにする

①ベッドに腰を掛け，車椅子を健側の斜め前につける

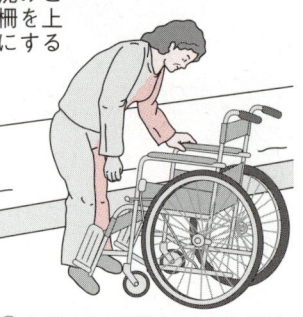

②あらかじめ腰をできるだけ前方にずらし，健側の足を前に出してから立ち上がる

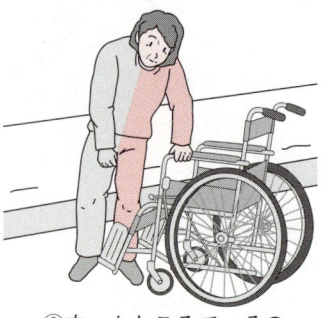

③立ったところで，その手を車椅子の遠いほうのアームレストに移す

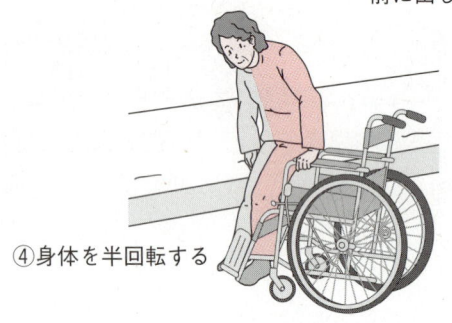

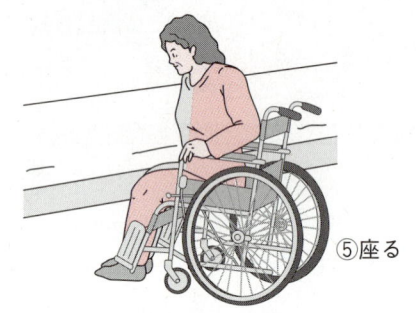

④身体を半回転する

⑤座る

④リハビリテーションにより可能な動作は日々変化するため，看護師も日々，小林さんが自分でできる動作を見極めて援助する．

⑤浴室などの構造は各施設によって異なるため，施設の設備に応じて援助方法を検討する．

〔方　法〕

①浴室の準備：

・浴室を温め，脱衣室は車椅子で入れるか，シャワーチェアの位置は適切か，床はぬれていないか，湯の温度は適切か確認する．

・小林さんと共に，洗面具，着替え用の衣服を準備する．

・車椅子に移乗し，排泄を済ませ，浴室に移動する．

　＊浴室までの移動は「3）移動」の項を参照する．

②脱衣室の準備：

・脱衣室で脱衣カゴに手が届く位置に車椅子を設置し，ストッパーをかける．

・小林さん自身で脱衣するよう促し，衣服を脱衣カゴに入れる．

　＊衣服の着脱は「5）更衣」の項を参照する．

③浴室での移動（図2-42）：

図2-42 ● 浴槽への移動動作（右片麻痺の例）

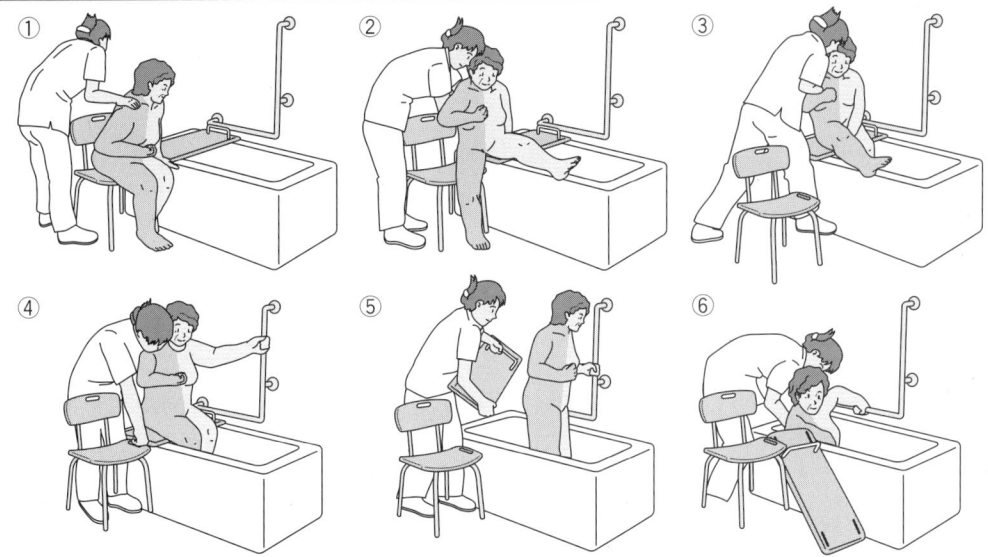

①〜③浴槽にボードを渡し，シャワー椅子からボードへと移動する．麻痺側下肢は，できれば健側上肢で浴槽内へ運ぶ　④〜⑥手すりを把持して，いったん立位を保持してから座る

・左上下肢から浴槽に入ることができる位置にシャワーチェアを設置する．
・バスボードを浴槽に設置する．バスボードの位置は適切で安定しているか確認する．
・小林さんが，シャワーチェアに腰掛けたまま，左下肢で浴槽をまたぎ，バスボードに移動し，左上肢で右下肢を浴槽に入れるのを援助する．
・小林さんに，左上肢で手すりにつかまり，左下肢で立ち上がり，ゆっくり浴槽に腰を下ろすよう説明する．
・浴槽から出るときにも援助する．
・車椅子の準備をし，座面から背部の部分にバスタオルを敷き，小林さんにシャワーチェアから移乗してもらい，脱衣室に移動する．
・左上肢，背部，下腿など，小林さん自身が拭きにくい部分の水分を拭き取る援助をし，着衣の援助をする．
④浴室からの移動：浴室から出る際には，小林さんの履き物の底，車椅子の車輪が水分でぬれていないことを確認し，ぬれていた場合には拭き取る．
⑤身体の洗浄：
・小林さんに，シャワーチェアに座り，シャワーなどから湯を出し，左上肢でしめらせたタオルを大腿部などにのせ，左上肢で石けんをつけるよう説明する．小林さんの動作を見守り，必要に応じて援助する．

17　片麻痺のある患者への看護

図2-43 ● 柄付きブラシなどの自助具

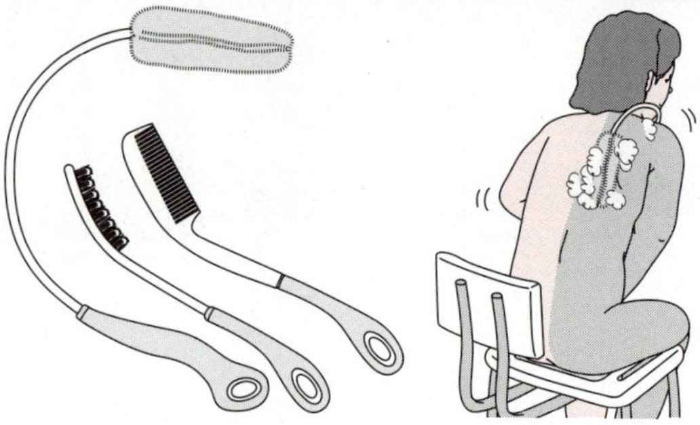

- 小林さんはシャワーチェアに座っているときも，バランスを崩して転倒しやすいため注意する．可能であれば浴室内の手すりに左上肢が届く位置にする．
- 背部，下腿，健側上肢など，小林さんが洗えない部分は看護師が援助する．柄つきブラシ（図2-43）などを使用すると小林さん自身で洗浄できる部分が多くなる．
- 小林さんが身体を洗った後は，石けん分を湯で流す．シャワーの操作などで小林さんが困難な部分を見極め，援助する．
- 背部や健側上肢，殿部などの石けん分は，小林さんが流すことが難しいため，必要に応じて手すりにつかまって立ってもらい，看護師が流す．このとき，小林さんの足下や左上肢に石けんの成分が付着し，滑りやすい状態になっていないか否かを確認してから立位を促す．

⑥洗髪：
- 小林さんに左上肢でシャワーを把持し，頭部をぬらすよう促す．
- 左上肢でシャンプーをつけ，左上肢で小林さん自身に洗髪してもらう．十分洗えない部分を確認し，援助する．
- シャワーヘッドを手に取る前に湯を出し，左手のシャンプー成分を洗い流すよう促し，その後，小林さん自身がシャワーヘッドを把持して頭部を流す．または，看護師が頭部に湯をかけ，小林さんに頭部のシャンプーを流すよう促す．

5）更　衣

〔留意点〕

衣服の着脱時には，右肩の脱臼や転倒に留意し，小林さん自身ができることは自分で行うよう説明しながら援助する．

〔具体的な方法〕（図2-44）

①上着（かぶり）：

図2-44 ● 片麻痺患者の更衣動作（右片麻痺の例）

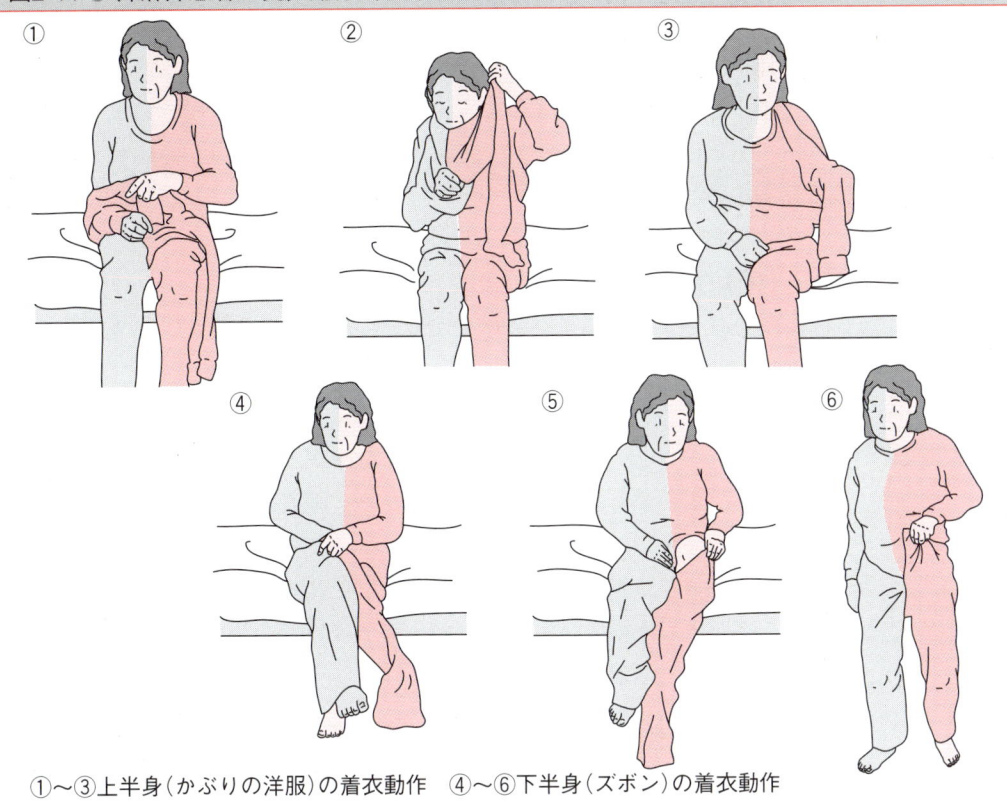

①～③上半身（かぶりの洋服）の着衣動作　④～⑥下半身（ズボン）の着衣動作

- 看護師は，小林さんがバランスを崩さないように，右側に立って援助する．
- 左上肢を脱ぎ，左上肢で衣服を引きながら頭，右上肢の順に脱ぐ．着るときには，左上肢で右袖を通し，頭，左上肢の順に着るよう促す．

②ズボン：
- 小林さんは，立位を保持することが可能であるため，ベッドに端座位から立位になり，左上肢でズボンを大腿部まで降ろしてもらう．このとき看護師は小林さんの右側に立つ．
- ベッドに再度，腰掛けてもらい，左上肢で左下肢，右下肢の順に脱ぐ．このときも小林さんは右側のバランスを崩すおそれがあるため，看護師は小林さんの右側で必要に応じて援助し，バランスを崩した場合には支える．
- ズボンを履くときには，腰掛けたまま右下肢，左下肢の順に下肢を通す．
- ズボンの裾を踏み付けていないことを確認し，立位になってもらい，殿部までズボンを上げたら再度，腰を下ろしてもらう．

17　片麻痺のある患者への看護　161

6）環境整備（リネン交換）

〔留意点〕
① 小林さんが安全に移動でき，ベッド上での生活ができるように，ベッド周囲を整える．
② 小林さんがベッド上で使用するものは，左上肢が届く位置に配置し，小林さんと共に確認する．

〔具体的な方法〕
① 小林さんは車椅子への移乗が可能であるため，リネンの整備は車椅子に移乗してもらって行う．
② ベッドの高さは，小林さんが端座位になったときに両下肢の足底がつく高さにし，ストッパーを確実に掛ける．
③ ベッド柵は，移動時につかまるため，確実に固定されていることを確認する．
④ ナースコールは小林さんの手が届く位置に置く．
⑤ ベッドに上がり下りする側の足下には障害になるものを置かず，十分なスペースを確保する．

7）排　　泄

〔留意点〕
ベッドから車椅子への移乗，車椅子から便器への移動，衣服の上げ下げのときなどは小林さんが転倒しやすいので注意する．

〔具体的な方法〕
■トイレでの移動（車椅子への移乗は移動の項参照）
① 便器の右側に垂直になるように車椅子を設置すると，健側である左下肢が便器に近くなる．このとき，小林さんの健側の左上肢でトイレ内の手すりにつかまることができる近さであることが必要である．
② 小林さんに，左上肢でトイレ内の手すりにつかまり，左下肢で立位になってもらう．
③ 左上肢で手すりをつかまえたまま便器に座れるよう，小林さんの身体を回転させる．
④ 小林さんに，左下肢で立位を保ち，衣服（ズボンと下着）を下ろしてもらう．このときバランスを崩して転倒する危険性が高くなるので注意し，必要に応じて援助する．
⑤ 排泄終了後，ナースコールで連絡することと，ナースコールの位置を小林さんに説明してトイレを出る．終了のナースコールがあったら，再度，トイレを訪れる．

⑥排泄，陰部の清拭後は，小林さんに，左上肢でトイレ内の手すりにつかまり，立位になってもらう．
⑦左上肢でアームレストにつかまることのできる位置に車椅子を移動し，車椅子に座れるよう小林さんの身体を回転させ，車椅子に座ってもらう．両下肢をフットレストに乗せる．
⑧洗面所で手を洗えるよう援助する．患側上肢は小林さんが自身で洗えないため援助する．

4 演習課題

①片麻痺のある患者が杖歩行できるようになったときの援助方法を考えてみよう．
②片麻痺のある患者が床上で排泄を行っている場合の援助方法を考えてみよう．
③片麻痺のある患者の採血の方法について考えてみよう．

18 移動動作に困難のある患者への看護

A 移動動作の困難さについての基本的な知識

　私たちが日常生活を営むためには，様々な場所に身体を移動することが必要不可欠である．移動するためには，骨（関節），筋肉，神経が正常に機能していることが必要であり，それにより立位を保持し，歩行することにより移動動作が可能となる．

　移動動作に困難を生じる状態としては，運動器疾患により下肢の安静が必要な場合や，歩行が禁止されている場合のほか，脳神経系疾患，長期の安静臥床，加齢により下肢の筋力が低下している場合，あるいは様々な疾患や状況によって歩行による移動動作が禁止されているなどが考えられる．

　移動動作が困難となった患者に対しては，安全な移動動作ができるよう援助することが必要となる．

B 移動動作の困難によって起こりうる問題と留意点

1 移動動作の困難によって起こりうる問題

　移動動作の困難によって起こる身体への影響は以下のとおりである．
①移動動作が困難な患者は，その機能の程度により，車椅子，杖などを使用して移動することとなる．そのため，最も起こりやすい危険な状況としては転倒があげられる．転倒は，外傷や骨折などを引き起こす危険性が高い．
②移動動作が困難になった患者は，疾患や治療上の制限により，杖や車椅子による移動が許可されるまでの期間，一時的に床上安静である場合がある．特に初回離床の際には起立性低血圧などの症状を呈する場合があるため，注意が必要である．
③移動動作は日常生活を送るうえで重要な機能であり，その機能が困難な状態であることは日常生活に大きな影響を及ぼす．
④自分で移動できないことにより，他者への遠慮や依存が生じる可能性がある．

2 移動動作が困難な患者を看護するうえでの留意点

移動動作が困難な場合には，以下の点に留意する必要がある．
①疾患や症状，残存機能や指示されている制限などを考慮し，個々に適切な方法で安全な移動ができるよう援助をする．
②移動動作が困難であっても身の周りの生活用品が使いやすく，また，移動動作が安全に行えるよう生活環境を整える．
③入浴・シャワー浴などが自立して行えないことが多いので，身体の清潔への援助が必要である．
④トイレへの移動，トイレ内での移動や衣服の準備の際には，バランスを崩して転倒するリスクが高まるため，排泄に伴う援助が必要である．

C 移動動作に困難のある患者の事例

ここでは，下肢の骨折により手術を受け，車椅子での移動を余儀なくされている患者の看護について考える．

1 患者の紹介

立林さん（仮名）は72歳，女性．右大腿骨を骨折したため入院した．手術を受けて1週間が経過し，現在，移動には車椅子を使用している．右下肢に荷重をかけることは禁止されている．手術後の疼痛はほぼ軽減している．創部の治癒は良好で，本日，抜糸され，シャワー浴が許可された．

立林さんは，左下肢および両上肢の筋力や機能は正常である．車椅子を使用し，院内での活動に制限はないが，受傷してから手術まで2週間，床上安静であったため，初回の車椅子乗車の際に起立性低血圧の症状が出現した．

2 患者のとらえ方

立林さんは，右大腿骨骨折のため入院している．2週間の床上安静の後，手術を受けて1週間が経過した．立林さんは，現在，車椅子に移乗して移動することが可能であるが，患肢である右下肢は荷重することができず，また，72歳と高齢であることから，移動の際，健側での立位保持時にバランスを崩して転倒する危険性や，誤って患側に荷重をかけてしまう危険性がある．創部は抜糸され，シャワー浴が許可されている．車椅子での移動は可能であるが，ベッドから車椅子への移動のほか，排泄時にはトイレで，シャワー浴時には浴室での移動が必要である．

また，立林さんは，初回の車椅子乗車時に起立性低血圧の症状が出現しているため，移動可能であるか否かの判断をすることが必要である．

3 技術の適用

1）バイタルサインの測定

〔留意点〕

立林さんは，2週間にわたり床上安静であったため，端座位となり下肢を下垂した際に起立性低血圧の症状が出現する場合がある．

〔具体的な方法〕

①立林さんが車椅子に移動する前にバイタルサインを測定し，移動可能な状態であるかを判断する．特に血圧の測定値の変動に注意する．
②端座位への体位変換時には立林さんの表情・顔色を観察する．

2）移　　動

〔留意点〕

①立林さんの移動動作を援助するときには，安全で効率的な移動ができるようにする．
②可能なかぎり立林さんが自立して移動動作ができるよう，移乗の方法を説明し，協力を得る．

〔具体的な方法〕

立林さんは，右下肢に荷重をかけることができないため，移動の際には左下肢を使用する．

①車椅子の設置（図2-45）：
・立林さんのベッドの右側に15〜30°の角度で車椅子を設置する．

図2-45 ● ベッドから車椅子へ移乗する際のベッドサイドの車椅子設置位置
15〜30°は健側の足が車椅子に近づきやすい角度

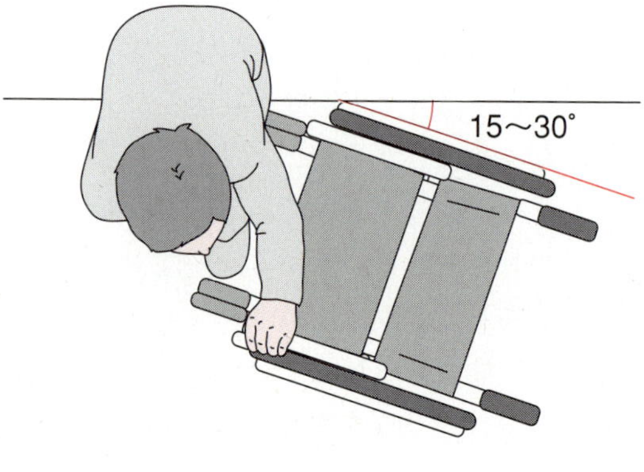

- 車椅子とベッドの距離は，立林さんが左下肢で立位になるときに車椅子のアームレストを支持することができること，立位になった後，歩行することなく方向転換するだけで車椅子に座ることができる位置であるかを確認する．
- 車椅子とベッドの間に障害となる物がなく，立林さんが履き物を履き，方向転換をするスペースが十分あるかを確認し，必要に応じてベッドサイドのゴミ箱や椅子などを移動させる．

②ベッドから車椅子への移動：

- 車椅子を適切な位置に設置し，端座位になった立林さんの体位を整え，履き物を履く援助をする．
- 端座位時には，立林さんの気分不快の有無を確認する．下肢を下垂することにより血圧が変動し，低血圧症状を呈する場合があるので注意する．
- 車椅子のストッパーが両側とも掛けられていることを確認する．立林さんは，健側である左下肢の筋力・機能に問題はなく，右大腿部の疼痛も軽減しているため，健側での立位保持の能力が高いと判断されるため，看護師は設置した車椅子の後方に立ち援助する．
- 立林さんに，移動の際は，健側である左側の上肢で，同じく左側のアームレストを支持するよう説明する．
- 移動時には，制限されている右下肢の免荷が守られているか観察し，立林さんにふらつきを認めた場合は，腰または腋窩を支える．
- 立林さんの患肢である右下肢をフットレストに乗せる援助を行い，フットレストに乗せた足の踵部が車椅子の前輪にぶつかる位置にないか

図2-46 ● 車椅子からベッドへ移る際の車椅子の設置と看護師の援助位置

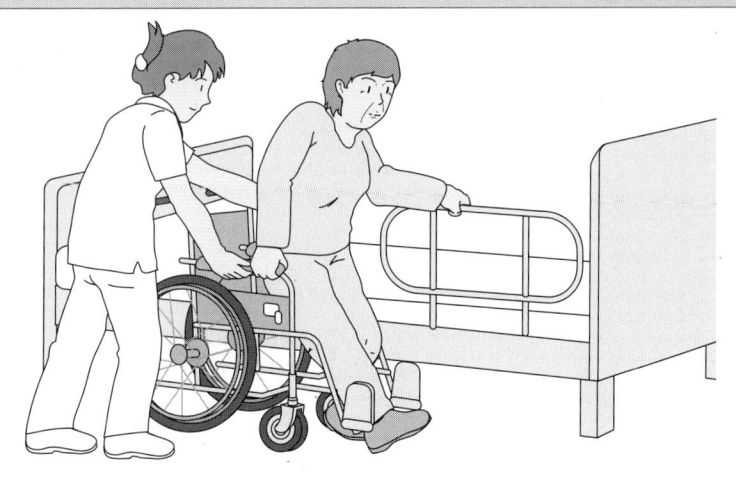

否かを確認する．
③車椅子からベッドへの移動：車椅子からベッドへ移動する場合も，健側である左下肢がベッドに近くなるように車椅子を設置し，同様に援助する（図2-46）．

3）環境整備

〔留意点〕

立林さんは，移動動作が困難であるため，ベッドで使用する物は手の届くところへ置き，治療上の制限を守り，転倒を防ぐためには安全で自立した移動ができる環境を整えることが重要である．

〔具体的な方法〕

①ベッドメーキング：立林さんは，手術後の疼痛も軽減しており，車椅子を使用し，患肢である右下肢の免荷を守ることができれば移動に制限はない．そのため，環境整備は，立林さんに車椅子に乗車してもらい，病室の外やデイルームで待機してもらって実施する．

②安全な移動のためのベッド周囲の環境整備：

・環境整備では，安全に移動するためのスペースを確保する．立林さんは右下肢が患側であるため，ベッドの右側（ベッドに臥床した患者からみた）に車椅子で入ることができるスペースを確保する．

・車椅子とベッドの間の移動時に足下に障害となる物がないようにする．たとえば，ゴミ箱や立林さんの私物，履いていない靴などがあり，移動のために十分なスペースの確保ができていないことや，ベッドに十分，車椅子で近づくことができないことがないかを確認する．

・立林さんに不便や不都合がないようにするため，私物を移動させる際には必ず了承を得る．

・ベッドの高さは立林さんが移動しやすい高さか，ベッドのストッパーは掛かっているか，ナースコールは立林さんの手の届く位置にあるか，環境整備の作業のために移動させた物は元の位置に戻っているか，現在使用していない備品が置かれたままになっていないかを確認する．

③患者との確認：

・立林さんがベッドサイドに戻った際には，不都合はないか，自分で整理整頓できずに困っていることはないかなど，声をかけて確認する．

・安全や使いやすさに配慮して，ベッドサイドの備品を移動させた場合はその旨を伝え，立林さんと確認する．

4）清　潔

立林さんは，創部の抜糸が済み，シャワー浴が可能となったため，シャ

ワー浴の援助をする．立林さんは，両上肢および左下肢の機能は問題ないため，浴室までの移動，衣服の着脱，車椅子と浴室のシャワーチェアの間の移動を援助することが必要である．

〔留意点〕
①浴室では，床がぬれていたり，石けん成分が十分に流されていないことにより転倒のリスクが高まる．立林さんの移動時には足下や手すりの状態を確認し，転倒しないよう細心の注意が必要である．
②衣類の着脱では，脱衣時は健側から，着衣時は患側からという脱健着患の原則を説明する．
③立林さんに，自分で洗えない部位がないか確認し，全身の清潔が保持できるようにする．

〔具体的な方法〕
①浴室の準備：立林さんが浴室に移動する前に，浴室の準備を整える．浴室の室温，湯の温度設定のほか，床はぬれていないか，車椅子のまま脱衣所に入っても脱衣するスペースは確保されているか，脱衣かごは脱衣した衣服が入れやすい位置に設置しているかを確認しておくことが必要である．
②衣類を脱ぐ：
・立林さんが浴室へ移動した後，脱衣するときは，車椅子のストッパーが両側とも掛けられているかを確認する．
・立林さんは右下肢が患側であるため，ズボンや下着は健側である左下肢から脱ぐよう説明する．患肢のズボンは自力で脱ぐことができない場合があるため，必要に応じて援助する．
③浴室内の移動（実施前）：
・脱衣の後は，立林さんを浴室のシャワーチェアへ移動させるため，両下肢を再度，フットレストに乗せ，シャワーを浴びる場所まで移動する．
・立林さんに手すりにつかまってもらい，健側である左下肢で立位になってもらって，車椅子を片づける．
・立位の立林さんがそのまま座れる位置にシャワーチェアを移動させ，シャワーチェアが動かないよう支え，手すりにつかまりつつ，ゆっくり腰掛けてもらう．
・使用する物品を立林さんが手の届く位置に移動させ，終了したらナースコールで連絡するよう伝え，車椅子にバスタオルを敷いて準備し，浴室から出る．
④自分で清潔にすることが困難な部位の援助：立林さんは，患部の可動性の制限により，下腿や足先がうまく洗えない場合があるため，確認

し，必要に応じて援助する．
⑤浴室内の移動（終了後）：
- シャワー浴終了後は，手すりや足下に石けん分が残っていないかを確認する．
- 立林さんに，手すりにつかまり，健側である左下肢で立位になるよう説明し，シャワーチェアを移動してそのまま座ることができる位置に車椅子を移動させる．車椅子の背部から座面にかけては，バスタオルを敷いておく．
- 車椅子のストッパーが両側とも掛かっていることを確認し，立林さんに，ゆっくりと車椅子に座ってもらう．
- 両下肢をフットレストに乗せ，脱衣スペースに移動させる．

⑥水分の拭き取り：
- 患部の可動性の制限により下腿などがうまく拭けない場合があるので，確認する．
- 下着やズボンを履くときには，患側である右下肢から行うよう立林さんに説明し，必要な場合には援助をする．
- 浴室からの移動のときには，立林さんの靴底がぬれている可能性があるので確認する．
- 車椅子の車輪がぬれたままで移動すると，廊下の床がぬれ，他者の転倒を招くため，車輪の水分を拭き取る．

5）排　　泄

　立林さんは，車椅子による移動が可能であるため，排泄は車椅子で移動し，車椅子専用トイレを使用して援助をする．ベッドから車椅子への移動については「2）移動」の項を参照する．

〔留意点〕
　車椅子専用トイレの広さや手すりの位置，手すりの機能（可動性の有無など）は異なるため，その構造を事前に確認しておく（図2-47）．

〔具体的な方法〕
①車椅子からトイレへの移動（図2-48）と衣服の準備：
- 立林さんは，右下肢が患肢であるため，左下肢で立位となり，歩行せずに方向転換するだけで移動可能な距離と角度，立ち上がる際に支持することができ，方向転換の際にも持ち替えなくてよい手すりはどこか確認し，その両方が可能となる位置に車椅子を止めて両側のストッパーが掛けられていることを確認する．
- 立林さんは，健側である左下肢で立位を保持し，上肢で手すりを支持することが可能であるため，バランスを崩した場合に支えることがで

図2-47 ● 車椅子用トイレ

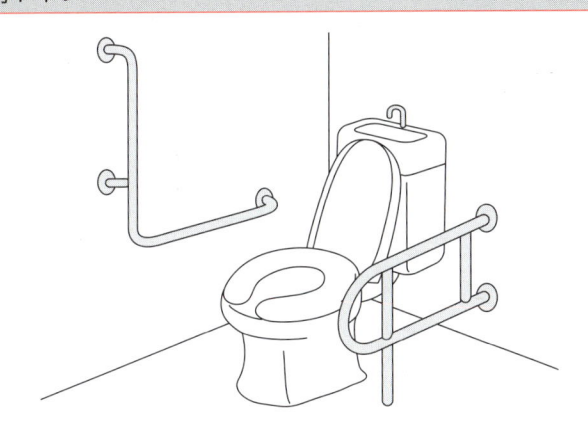

図2-48 ● 車椅子からトイレへの移動

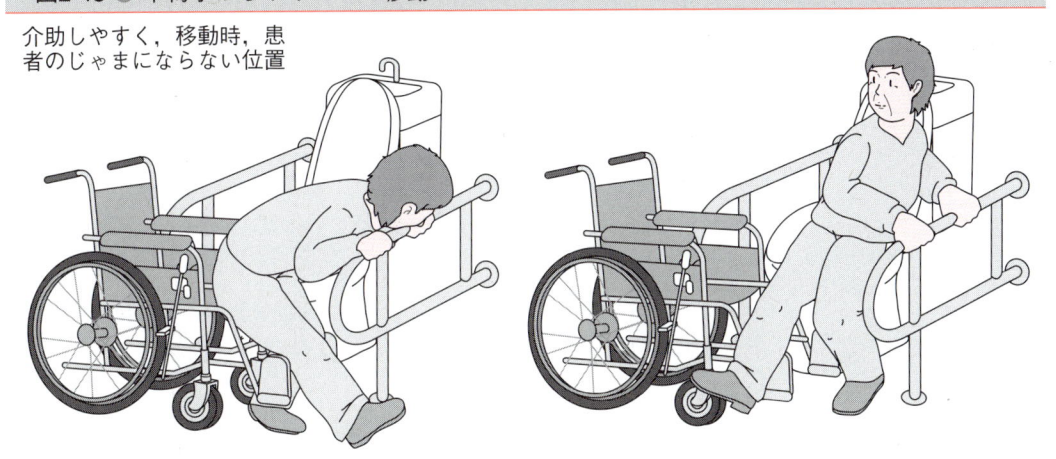

介助しやすく，移動時，患者のじゃまにならない位置

きる位置に立ち，患側である右下肢に荷重をかけていないか観察する．
・立林さんが立位となり，便座に腰かけられるよう方向転換したら，片手は手すりを支持したまま，ズボンと下着を脱ぐよう説明する．健側の筋力が弱い場合や片足での立位が不安定な場合は看護師がズボンや下着を下ろす．
・立林さんの下肢が車椅子に当たりそうになっていないかを確認し，危険であれば車椅子を移動させ，ゆっくり便座に腰を下ろすよう声をかける．
・立林さんにナースコールと水洗レバーの位置を説明し，トイレを出る．
・一人で立ち上がることが危険と判断した場合や，車椅子に移動するた

めに車椅子の位置を調整する必要がある場合は，立林さんに，危険であるため，立ち上がる前にナースコールで連絡してほしいことを伝える．

②排泄後の衣服の調整と移動：
- ナースコールが鳴ったらトイレへ行き，立林さんに，陰部の清拭が終了していることを確認する．
- 立林さんに，手すりを支持し立位になるよう説明する．立林さんが下着とズボンを整えることができない場合には援助する．
- 車椅子の位置を調整し，手すりを支持したまま方向転換し，立林さんが座ることができる位置に車椅子を設置し，両側のストッパーが掛かっていることを確認し，移動を援助する．
- 両下肢をフットレストに乗せ，洗面所に移動し，立林さんが手を洗えるよう援助する．

4 演習課題

①右足関節を骨折しており，松葉杖歩行をしている患者の援助について考えてみよう．
②腰痛のため，歩行器を使用して歩行している患者の援助について考えてみよう．
③両下肢とも荷重に制限はないが，左膝に拘縮があり，可動域制限があるためT字杖を使用して歩行している患者の援助について考えてみよう．

索　引

あ

あいさつ　13
安心　3
安静の保持　27
安全　3, 19
安楽　3
安楽な体位　38, 75, 77, 90, 99, 113

い

易感染状態　59
移送　29, 44
痛み　45
痛みの増強因子　47
移動　29, 49, 79, 92, 106, 149, 156, 166
移動動作　164
衣服の選択　142
医療スタッフ　10
インタビュー　11
陰部の清潔　32, 40

う

ウェルニッケ野　67
受け手　66
運動性失語　67

え

栄養補給　29
エスカレーター機能　84
エチケット　13
嚥下障害　118

お

嘔吐　110
応用　7
悪寒期　22
送り手　66
悪心　110
温罨法　32

か

咳嗽　84, 89
咳嗽反射　84
快適性　14
化学的刺激　22
学習環境　6
学習レディネス　17
喀痰　84, 89
喀痰喀出　90
ガス交換　73
家族　10
価値観の尊重　17
活動　149
感覚情動体験　45
感覚性失語　67
環境整備　114, 142, 162, 168
環境調整　28, 39, 48, 57, 60, 78, 91
間欠熱　22
看護覚え書　3
看護観　2
看護技術　2
看護記録　10
看護行為　2
看護者の倫理綱領　18
看護の必要性　9
観察　12, 26, 38, 47, 56, 61, 69, 76, 88, 97, 104, 113, 125, 140, 146
間質液　102
患者　10
乾性咳嗽　85
感染防御機構　59
含嗽　63
浣腸　128

き

機械的刺激　22
器質性便秘　123
技術適用　9
技術の応用　7
技術の省略　7
機能性便秘　123
客観的情報　9
急性痛　45
休息　108
共感的理解　58
行儀作法　13
教室　6

局所性浮腫　102

く

クリティカルシンキング　4

け

経済性　15
稽留熱　22
痙攣性便秘　123
解熱期　22
言語障害　67
言語的コミュニケーション　66, 67
倦怠感　36

こ

更衣　160
行為化　3
構音障害　67
交感神経　53
口腔ケア　30, 42, 106, 114, 122, 140, 148
口腔内の清潔　82
高体温相　22
高熱　22
効率性　15
呼吸困難　73
呼吸状態　88
言葉遣い　13
個別性　5
コミュニケーション　8, 13, 66
コミュニケーション技術　13

さ

作業域　8
匙状爪　147
参考書　10
酸素飽和度　76

し

弛緩性便秘　123
時間調整　9
時間の管理　8
自己決定の尊重　16

自然排便　126
自尊心　16
弛張熱　22
失禁　134
失語症　67
実習施設　6
実習内容　19
実習方法　19
実習目標　19
湿性咳嗽　85
シャワー浴　39, 105, 148
習慣性便秘　123
習得過程　4
主観的情報　9
熟眠障害　54
出血傾向　138
守秘義務　12, 18
受容　58
準備状態　17
情報　9
情報源　10
情報収集　11
消耗感　36
省略　7
職業　4
食事　49, 71, 79, 93, 107, 116, 120, 149, 154
食事の援助　42
自立　3
自立支援　5
寝衣交換　31, 41, 115
心悸亢進　95
心身の健康　19
人的環境　8
心拍数　23
審美性　15
診療記録　10

す

睡眠　53
睡眠時無呼吸症候群　76
スプーン爪　147

せ

正確性　14
清潔　50, 71, 93, 134, 157, 168
清拭　32, 40, 63, 99

精神的援助　64, 83, 101, 109, 116
精神的刺激　22
生体防御反応　84
セクシャルハラスメント　19
摂食中枢　23
セットポイント　22
全身倦怠感　36
全身清拭　81
全身性浮腫　102
洗髪　32, 63, 106, 141, 148

そ

早朝覚醒　54
測定　12
足浴　41, 57, 63, 82, 106

た

体位ドレナージ　90
体温調節　22
代謝の亢進　23
耐痛域　45
体内時計　53
脱水　23
だるさ　36
痰の粘稠度　91

ち

チーム医療　8
蓄尿機能障害　131
中心性嘔吐　110
中等熱　22
中途覚醒　53, 54

て

手洗い　61
摘便　130
電子カルテ　10

と

動悸　95
動線　7
疼痛閾値　45

な

ナイチンゲール　3
難治性疼痛　45

に

入眠困難　53
入眠障害　54
入浴　57

ね

熱型　22
熱型の観察　22

の

ノンレム睡眠　53

は

排出機能障害　131
排泄　49, 63, 72, 80, 107, 142, 162, 170
排泄環境　128
バイタルサイン　38, 56, 97, 104, 113, 140, 146, 154, 166
排尿　132
排尿障害　131
排便困難　123
排便習慣　100
発汗中枢　23
発熱　22
パワーハラスメント　19
反射性嘔吐　110
判断基準　17
反復練習　4

ひ

皮下出血　138
ひげ剃り　141
非言語的コミュニケーション　66
非言語的メッセージ　66
微熱　22
批判的思考　4
皮膚の清潔　141
ヒュー・ジョーンズの分類　77
氷枕　34
氷嚢　34
疲労感　36
貧血　144

ふ

不安　50, 58

フィロソフィー　2
副交感神経　53
浮腫　102
物理的環境　7
不眠　53
プライバシーの保護　18
ブローカ野　67

へ
便秘　123
片麻痺　152

ほ
膀胱留置カテーテル　134

暴力　19
ボルグスケール　77

ま
マッサージ　42
末梢性嘔吐　110
マナー　13
慢性痛　45

み
脈拍異常　98

め
メッセージの受け手　70

メッセージの送り手　70

り
リネン交換　115, 162
臨地実習　5, 6
倫理的ジレンマ　18
倫理的配慮　16

れ
冷罨法　34
礼儀作法　13
レム睡眠　53

索　引　175

新体系 看護学全書　別巻
看護技術の患者への適用

2008年12月5日　第1版第1刷発行
2022年2月4日　第1版第15刷発行

定価（本体1,700円＋税）

編　集　　宮脇　美保子©　　　　　　　　　　　　　　　　＜検印省略＞

発行者　　小倉　啓史

発行所　　株式会社 メヂカルフレンド社

https://www.medical-friend.co.jp
〒102-0073　東京都千代田区九段北3丁目2番4号　麹町郵便局私書箱48号　電話 (03) 3264-6611　振替00100-0-114708

Printed in Japan　落丁・乱丁本はお取り替えいたします　　印刷／大盛印刷（株）　製本／（有）井上製本所
ISBN978-4-8392-3260-3　C3347　　　　　　　　　　　　　　　　　　　　　　　　　　　　000660-056

本書の無断複写は，著作権法上での例外を除き，禁じられています．
本書の複写に関する許諾権は，㈱メヂカルフレンド社が保有していますので，複写される場合はそのつど事前に小社（編集部直通 TEL 03-3264-6615）の許諾を得てください．

新体系看護学全書

専門基礎分野

- 人体の構造と機能❶ 解剖生理学
- 人体の構造と機能❷ 栄養生化学
- 人体の構造と機能❸ 形態機能学
- 疾病の成り立ちと回復の促進❶ 病理学
- 疾病の成り立ちと回復の促進❷ 微生物学・感染制御学
- 疾病の成り立ちと回復の促進❸ 薬理学
- 疾病の成り立ちと回復の促進❹ 疾病と治療1 呼吸器
- 疾病の成り立ちと回復の促進❺ 疾病と治療2 循環器
- 疾病の成り立ちと回復の促進❻ 疾病と治療3 消化器
- 疾病の成り立ちと回復の促進❼ 疾病と治療4 脳・神経
- 疾病の成り立ちと回復の促進❽ 疾病と治療5 血液・造血器
- 疾病の成り立ちと回復の促進❾ 疾病と治療6 内分泌／栄養・代謝
- 疾病の成り立ちと回復の促進❿ 疾病と治療7 感染症／アレルギー・免疫／膠原病
- 疾病の成り立ちと回復の促進⓫ 疾病と治療8 運動器
- 疾病の成り立ちと回復の促進⓬ 疾病と治療9 腎・泌尿器／女性生殖器
- 疾病の成り立ちと回復の促進⓭ 疾病と治療10 皮膚／眼／耳鼻咽喉／歯・口腔
- 健康支援と社会保障制度❶ 医療学総論
- 健康支援と社会保障制度❷ 公衆衛生学
- 健康支援と社会保障制度❸ 社会福祉
- 健康支援と社会保障制度❹ 関係法規

専門分野

- 基礎看護学❶ 看護学概論
- 基礎看護学❷ 基礎看護技術Ⅰ
- 基礎看護学❸ 基礎看護技術Ⅱ
- 基礎看護学❹ 臨床看護総論
- 地域・在宅看護論 地域・在宅看護論
- 成人看護学❶ 成人看護学概論／成人保健
- 成人看護学❷ 呼吸器
- 成人看護学❸ 循環器
- 成人看護学❹ 血液・造血器
- 成人看護学❺ 消化器
- 成人看護学❻ 脳・神経
- 成人看護学❼ 腎・泌尿器
- 成人看護学❽ 内分泌／栄養・代謝
- 成人看護学❾ 感染症／アレルギー・免疫／膠原病
- 成人看護学❿ 女性生殖器
- 成人看護学⓫ 運動器
- 成人看護学⓬ 皮膚／眼
- 成人看護学⓭ 耳鼻咽喉／歯・口腔

- 経過別成人看護学❶ 急性期看護：クリティカルケア
- 経過別成人看護学❷ 周術期看護
- 経過別成人看護学❸ 慢性期看護
- 経過別成人看護学❹ 終末期看護：エンド・オブ・ライフ・ケア
- 老年看護学❶ 老年看護学概論／老年保健
- 老年看護学❷ 健康障害をもつ高齢者の看護
- 小児看護学❶ 小児看護学概論／小児保健
- 小児看護学❷ 健康障害をもつ小児の看護
- 母性看護学❶ 母性看護学概論／ウィメンズヘルスと看護
- 母性看護学❷ マタニティサイクルにおける母子の健康と看護
- 精神看護学❶ 精神看護学概論／精神保健
- 精神看護学❷ 精神障害をもつ人の看護
- 看護の統合と実践❶ 看護実践マネジメント／医療安全
- 看護の統合と実践❷ 災害看護学
- 看護の統合と実践❸ 国際看護学

別巻

- 臨床外科看護学Ⅰ
- 臨床外科看護学Ⅱ
- 放射線診療と看護
- 臨床検査
- 生と死の看護論
- リハビリテーション看護
- 病態と診療の基礎
- 治療法概説
- 看護管理／看護研究／看護制度
- 看護技術の患者への適用
- ヘルスプロモーション
- 現代医療論
- 機能障害からみた成人看護学❶ 呼吸機能障害／循環機能障害
- 機能障害からみた成人看護学❷ 消化・吸収機能障害／栄養代謝機能障害
- 機能障害からみた成人看護学❸ 内部環境調節機能障害／身体防御機能障害
- 機能障害からみた成人看護学❹ 脳・神経機能障害／感覚機能障害
- 機能障害からみた成人看護学❺ 運動機能障害／性・生殖機能障害

基礎分野

- 基礎科目 物理学
- 基礎科目 生物学
- 基礎科目 社会学
- 基礎科目 心理学
- 基礎科目 教育学